目までよくなる

見るだけで勝手に記憶力がよくなるドリル 4

2019年度
記憶力日本選手権大会優勝者
池田義博

サンマーク出版

1 記憶の8割は見る力で決まる！

今回のドリルには、記憶力だけでなく目までよくするひらめきセンサーが加わりました。その名も「ビジョンセンサー」。「目をよくする」と聞くと近視や老眼を治すことを連想するかもしれませんが、私が考える最大の「目がよくなる」効果とは、脳が活性化し、目から入った情報を広く正確に認識できるようになることです。

情報を取り込めないと、何かを覚えたり考えたりすることはできませんよね。そして人が受け取る情報のおよそ8割は目から入ります。つまり、目は記憶や思考のベースであり、目から情報を

最大限に受け取れるようになれば、仕事の効率や勉強の成績までもがアップするということです。受け取る情報量を左右するのは、目に映ったものを脳で認知する力です。

全く同じものを見ていても、認知の差によって得られる情報量が変わる例を紹介します。次の図を見てください。

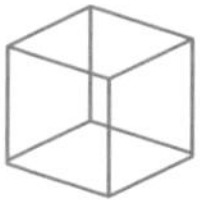

いかがでしょうか。じつは、この図は2通りの立体に見えます。

ひとつは次の立体。

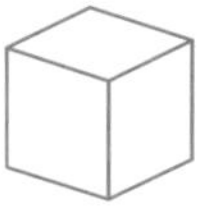

もうひとつは、次の立体です。

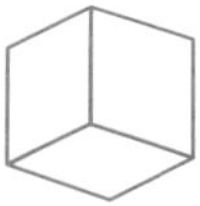

こちらの立体が見えた方ももちろんいると思いますが、意識しないとどちらか一方しか見えないことでしょう。

しかし認知の力を働かせることができれば2通りの立体を発見し、結果的に倍の情報量を脳に取り込めるというわけです。

こうした認知力を働かせてものごとを見る力を、本書では「見る力」と呼んでいます。

2 ビジョンセンサーを磨くと脳まで活性化

テーブル上のグラスがたしかに見えていたのに、腕をぶつけて水をこぼした経験はありませんか。こうした事態は、目に入っている情報を正しく処理できていないから起こります。ただ見るのではなく認知できていれば、グラスの位置を正確に把握し、自分との距離感を考えてぶつからないように腕を伸ばせますよね。

このように、取りこんだ情報に、素早く正確に反応する能力を情報処理能力といいます。ビジョンセンサーに含まれる「見る力」は、認知力だけにとどまらず、情報処理能力までも高めてくれます。つまり、ビジョンセンサーは次のように定義することができます。

ビジョンセンサーとしての「見る力」

見る（情報を取り込む）
≫
認知（考える）
≫
情報処理（反応する）

ビジョンセンサードリルは、目からたくさんの情報を取り込み、認知力を発揮して素早く正確に反応できるようになることが、最大の目的です。それは情報を「取り込む」「考える」「反応する」という、一連の流れにおける神経伝達の性能を上げることでもあります。

単純にドリルを楽しむだけでももちろん効果はありますが、これらの目的を意識しながらドリルに取り組むことで、より一層ビジョンセンサーの能力が高まることが期待できます。

ぜひ本書で「見る力」を養って、仕事や勉強やスポーツなどさまざまな場面で活かしてください。

3 ひらめきセンサーが「忘れっぽい」を解消する

ビジョンセンサー以外のひらめきセンサーについても、こちらのページでご紹介しましょう。本書はビジョンセンサー以外に、次の5つのひらめきセンサーを鍛えるドリルがあります。

1 探知センサー
隠れているものを見つけ出した快感が脳に記憶させる

2 分類センサー
共通点が覚える量を圧縮し、記憶できる情報を増やす

3 照合センサー
知識を活用し、記憶の効率化を促進。無駄なく脳に記憶させる

4 イメージセンサー

イメージの力で、
脳が秘めた記憶力を存分に発揮する

5 関連センサー

結びつけられた情報ほど、
必要なときに頭から取り出しやすい

そもそも「もの忘れが多い」「試験に必要な単語が覚えられない」の原因は興味をもてないことにあります。興味があるものを見たり聞いたりするときはワクワクしますよね。このワクワク感が脳にインパクトを与え、強く記憶に残します。子どもたちがびっくりするぐらいたくさんのことを一瞬で覚えられるのも、彼らが好奇心旺盛で、さまざまなものに興味をもつからです。

しかし大人になると、覚えたいものはワクワクするものばかりではありません。そこで本書では、ワクワク感と同じように、脳にインパクトを与えるものを利用して記憶を強化します。その正体こそが「ひらめき」なのです。

4 記憶力ドリルなら本来の記憶力を引き出せる

何かをひらめくと「わかった！」「見つけた！」という感覚を得られますよね。マンガでは、頭の上で電球が光る描写でひらめきを表現するように、「最初は気づいていなかったことを途中で発見した感覚」は脳に大きなインパクトを与えます。

くわしくいうと、**ひらめいたときの喜びやうれしさ・驚きといった感情は「扁桃体《へんとうたい》」を刺激する効果があり、その刺激は隣にある「海馬《かいば》」にも伝わります。** 海馬は記憶を管理する場所で、刺激を受けると記憶を強く刻み込むのです。例えば「思い出」も記憶しようとして覚えるわけではありません。体験したときに、楽しい、悔しいといった感情が動くから自然と強く記憶に残ります。
「記憶力ドリル」はこのしくみにもとづいて、ひらめき力を高めて記憶力を上げることを目的としています。ドリルを解きながら、ひらめきを得る意識「ひらめきセンサー」を脳に植えつけていくのです。ひらめきセンサーがインストールされると、情報のなかに「ああ、こういうことか」というひらめきが生まれやすくなります。しかも一度植えつければ

「効率よく覚えられる」
「長く記憶に残せる」
「簡単に思い出せる」

という3つの効果が得られます。誰しも、もともと素晴らしい記憶力をもっています。しかし脳の使い方をよく知らないために本来の力を引き出せていないことが多いのです。本書のドリルでひらめきセンサーをインストールして記憶力を飛躍的にアップさせましょう。

5 最大の効果を得るための記憶力ドリルの取り組み方

本書のドリルを解くときにいちばん大切なのは、楽しみながら集中して解くことです。**ですから解けなくても、違う答えを思いついても大丈夫。うまくできなくても悲観する必要はありません。**

制限時間はないので、疲れたら答えを見たり解けるまでの時間を計ったりと、集中力維持の工夫をしながら楽しんでください。

目が疲れず見えやすい環境で行うことも大事なので、30㎝以上離して明るいところで取り組みましょう。普段コンタクトレンズやメガネをつけている方は、つけた状態で行うことも忘れずに。

ドリルは全部で70問あるので、単純計算で1日2問ずつ進めると

35日、5問ずつ進めると2週間、集中して10問ずつ進めると約1週間で完了します。これらを目安に、ご自分のペースで無理なく進めていきましょう。

おすすめはまず1章のビジョンセンサードリルをひと通り解いて、記憶力の土台を固めることです。その後は順番通りに進めても、興味のある章を先に解いてもかまいません。どちらの場合も、章ごとに行うのがおすすめです。

行う時間帯も自由ですが、頭がよく働く「起きてから午前10時」「午後4時から夕食前まで」の時間を使うのもいいでしょう。ご自分の続けやすい方法で、リラックスしながら、でも集中して取り組んでみてください。

【 効果アップのポイント 】

楽しみながら集中して解く

まず1章から、章ごとに解く

明るい場所で30cm以上離して

解けなくても気にしない

はじめに

眼科医が解説！

目の機能を高め脳を活性化するポイント

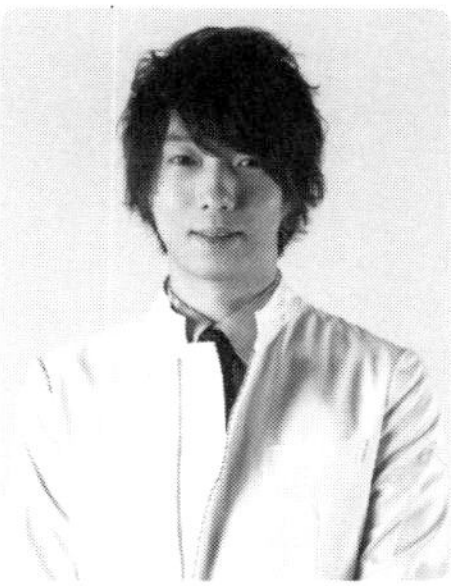

聖路加国際病院・眼科医
河本立徳

私たちがものを見るときは、まず「形や色の情報などを網膜から取り込む」、「取り込んだ情報を、視神経を通じて脳に届ける」という目の2つの働きを使います。視神経から脳の後頭葉に情報が伝わると「ものが見える」状態になるのです。本書のドリルには、これらの働きをよくし、目と脳の機能を高める効果があります。「見て、しっかりと認識する」ドリルで、網膜・視神経・後頭葉を刺激すると、脳への伝達がスムーズになるからです。

また、目のピントを合わせながら視線を動かすドリルには、ピント調節力の改善効果が期待できます。カギを握るのは目の水晶体と毛様体筋です。水晶体は、カメラのレンズのようにものを捉え、その厚みを毛様体筋が変えることでピントを合わせます。しかし加齢などによって水晶体が硬くなったり毛様体筋が衰えたりすると、ピント調節力が低下します。これがいわゆる老眼です。前述のドリルに取り組むと、弱った毛様体筋が鍛えられてピント調整しやすくなり、近くのものが見えやすくなる効果が期待できます。

なおドリルに取り組むときは、目から30㎝以上離して、明るい場所で取り組んでください。普段使っているコンタクトレンズやメガネがあれば、つけた状態で行うことも大切です。

目は脳に直結する感覚器なので、大切にいたわりつつトレーニングをしましょう。

目が悪くなると認知機能も低下する

本邦では奈良県立医科大学の研究で、白内障の方はそうでない方より認知症になりやすいというデータがあります。白内障は水晶体が濁って網膜に刺激が届きにくくなる病気です。つまり網膜への刺激が少なくなると、脳への刺激も減少するということです。70歳を超える方の約80%、80歳を超える方だとほぼ100%に白内障は認められるといわれています。加齢による脳の衰えを防ぐためにも、意識的に網膜を刺激することが重要です。

はじめに

1章 ビジョンセンサードリル

CONTENTS

ブックデザイン　五味朋代＋江部憲子（フレーズ）
イラスト　森海里
DTP　茂呂田剛＋畑山栄美子（有限会社M&K）
校正　株式会社ぷれす
編集　蓮見美帆（サンマーク出版）

本書のドリルは考えることを目的としたものなので、よく考えさえすれば記憶力向上効果は得られます。ですから記載された答え以外の回答をしてもかまいません

1章

ビジョンセンサードリル

間違いを探す

図や言葉のなかに間違いが5つ隠れています。できるだけ早く見つけてください。

例題　左右で違うところが5つあります。
できるだけ早く見つけてください。

各	貝	緑		各	貝	緑
午	字	方		牛	字	万
手	科	力		手	科	刀
国	天	見		囲	天	見

各	貝	緑		各	貝	(緑)
午	字	方		(牛)	字	(万)
手	科	力		手	科	(刀)
国	天	見		(囲)	天	見

ビジョンセンサードリル❶

見る力アップ

複雑な文字や図を読み取る

文字や図が、わかりにくい配置やデザインで並んでいます。できるだけ早く読み取りましょう。

例題 **円形に並んだことわざのなかに間違いが隠れています。できるだけ早く、すべての間違いを見つけてください。**

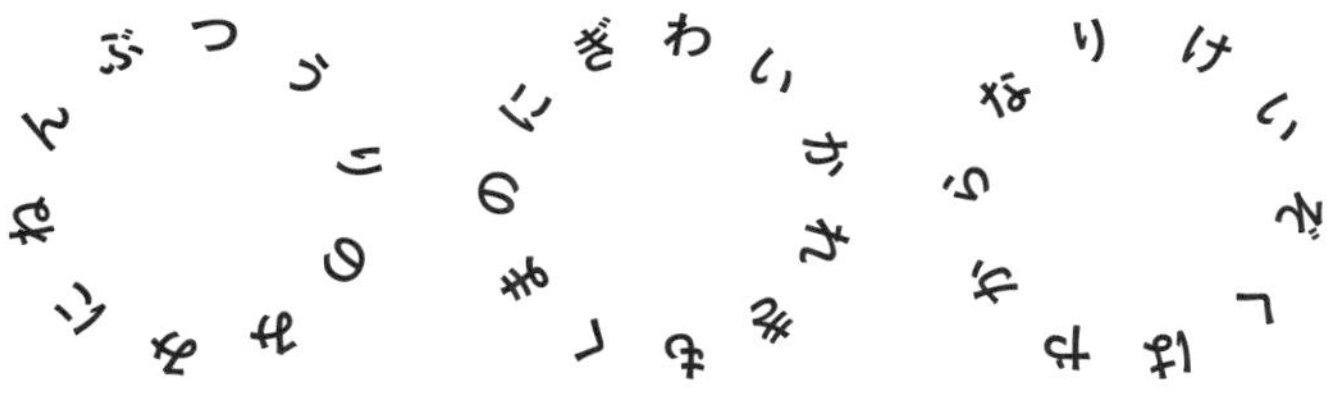

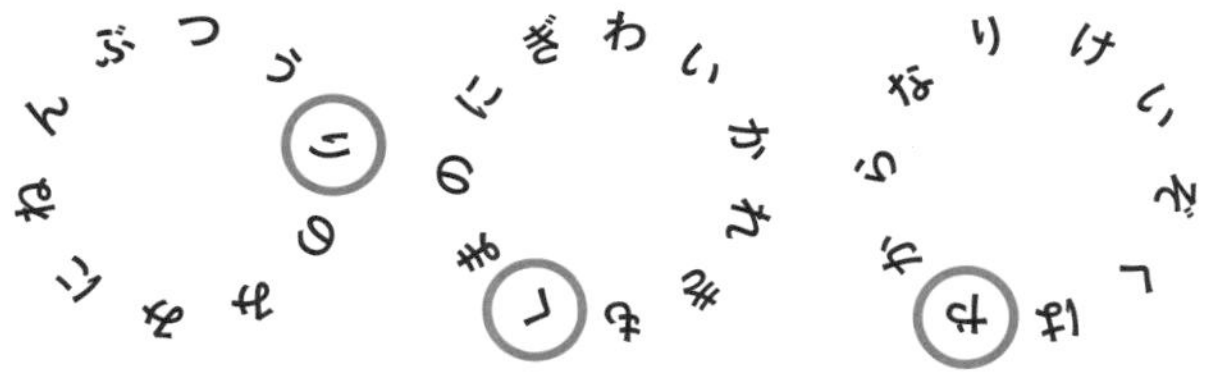

ビジョンセンサードリル❶

認知力アップ

規則を見つける

図や数字が規則に従って並んでいます。規則を見つけて、空欄に入る答えや仲間はずれを考えてください。

例題 ある規則で数字が並んでいます。空欄に入る数字を考えてください。

たいや ›››	4	2	3
しかく ›››	1	3	1
にもつ ›››			

たいや ›››	4	2	3
しかく ›››	1	3	1
にもつ ›››	3	3	1

ひらがなの画数

ビジョンセンサードリル❷

認知力アップ

見たものを正しく解釈する

文字の色を左上から順に声に出して、できるだけ早く読んでください。「白」の場合、「赤」と読みます。間違えたら正しく言い直してから進んでください。

例題 文字の色を声に出して読んでください。

スタート

白	黒	赤	白
白	赤	赤	黒
黒	赤	赤	黒
白	白	黒	赤
赤	赤	黒	白

ゴール

スタート

白	赤	白	黒
赤	赤	黒	黒
白	白	黒	白
赤	白	赤	白
赤	黒	白	黒

ゴール

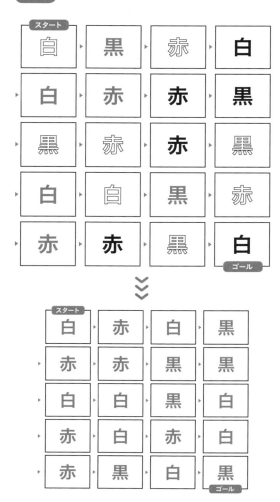

ビジョンセンサー
ドリル❷

情報処理力
アップ

コインを数える

数種類のコインがたくさん置いてあります。金額がいくらになるか、できるだけ早く計算してください。

例題 合計金額がいくらになるか、
できるだけ早く計算してください。

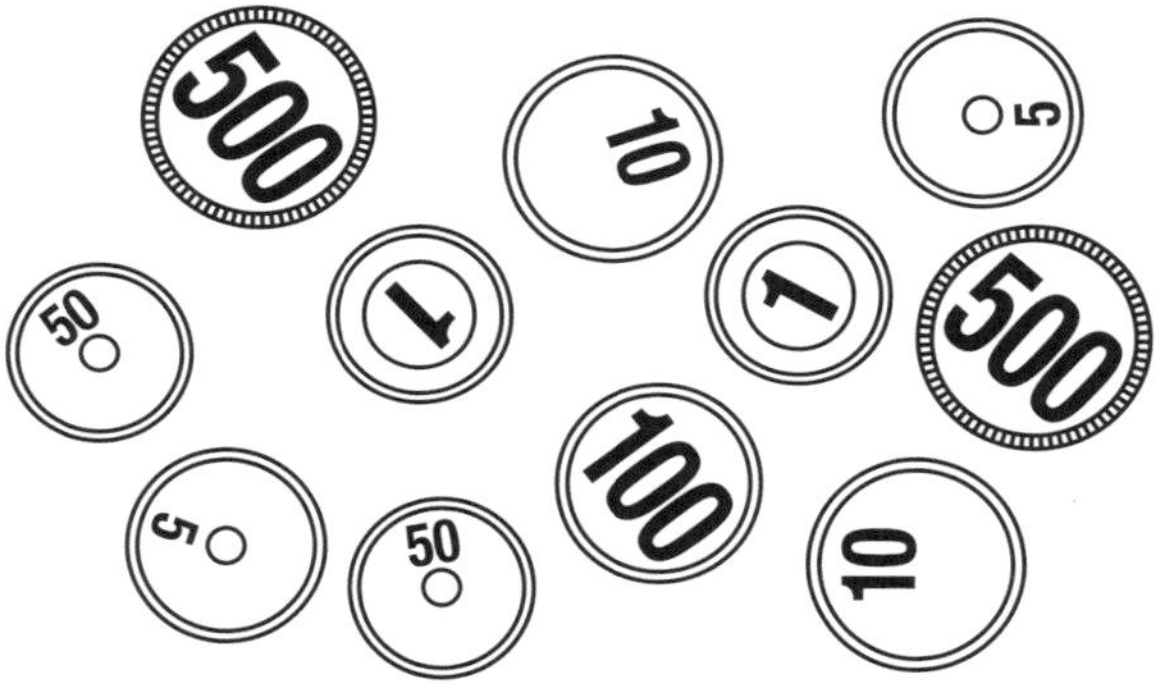

1232円

ビジョンセンサードリル❷

情報処理力アップ

マークを数える

マークや図が散らばったり並んだりしています。何個あるか、できるだけ早く正確に数えてください。

例題 **棒が何本あるか できるだけ早く数えてください。**

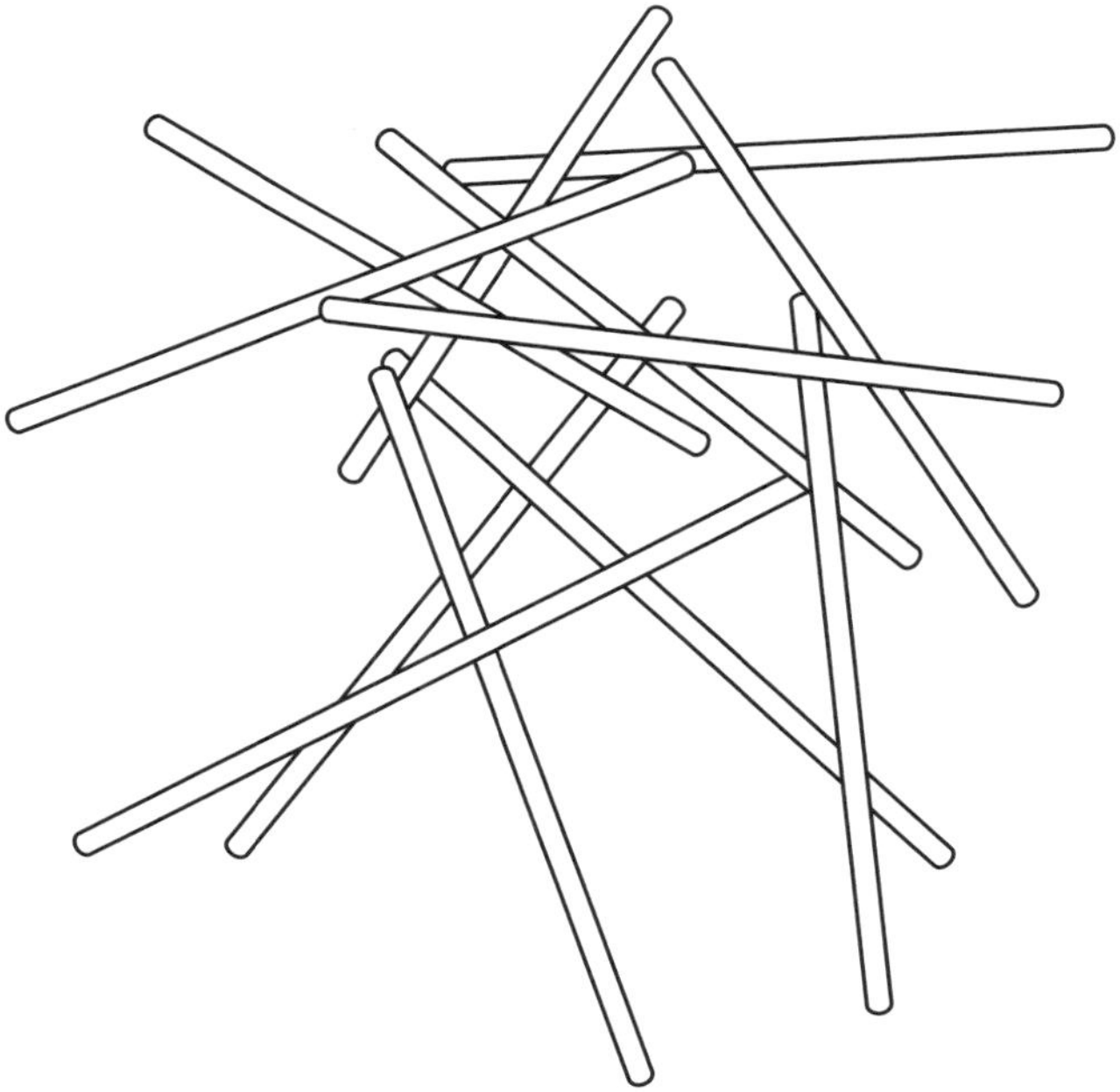

12本

ビジョン
センサー
ドリル ❶

1

2枚の図には違うところが5つあります。
できるだけ早く見つけてください。

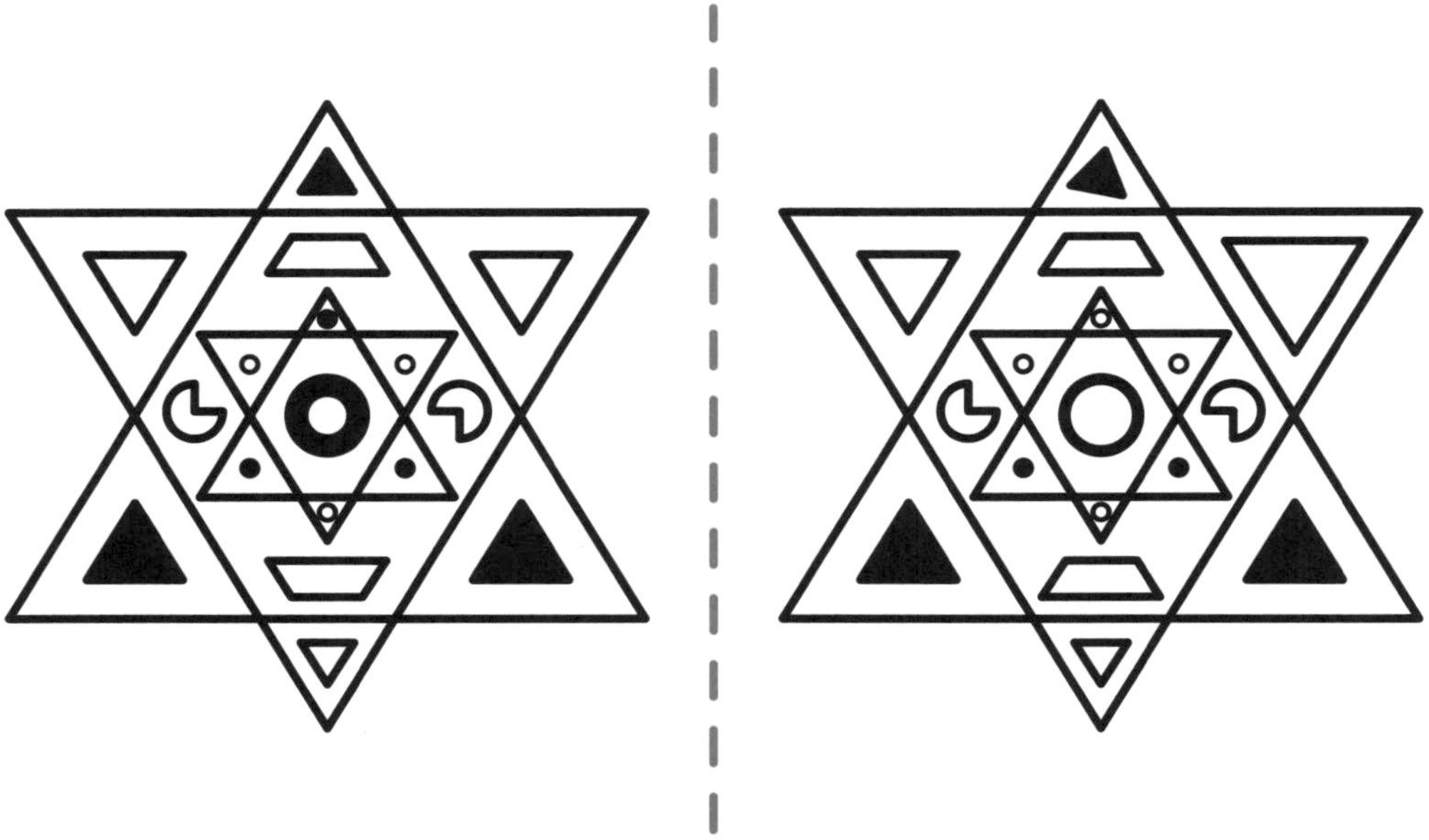

ビジョンセンサードリル❶

2

2枚の図には違うところが5つあります。できるだけ早く見つけてください。

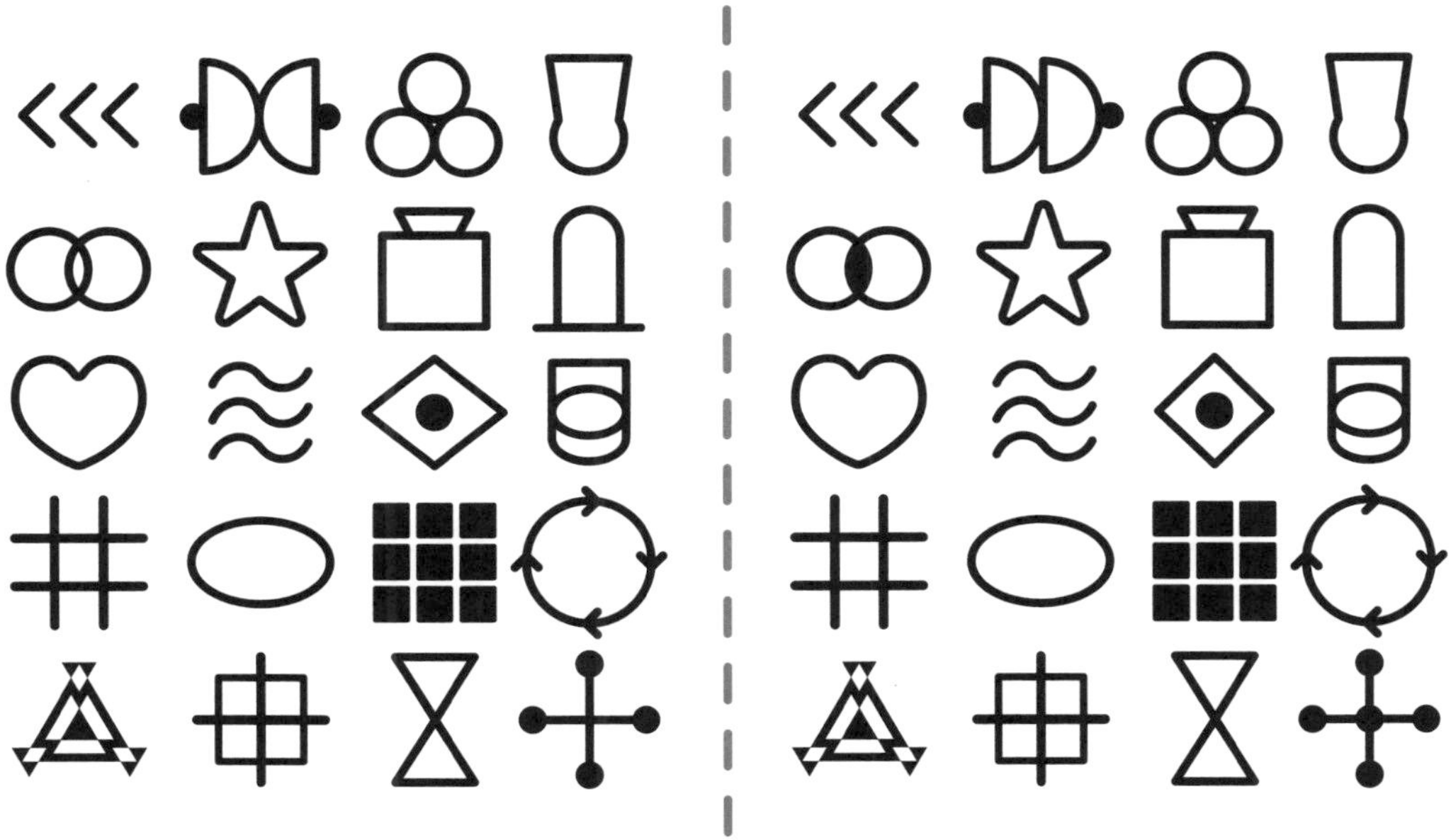

ビジョンセンサードリル❶

3

間違った漢字の読みがながが5つあります。
できるだけ早く見つけてください。

雲《くも》　氷《こおり》　熊《くま》　災《ほのお》　枝《えだ》

眼《め》　輸《りん》　牛《うし》　旅《たび》　官《みや》

鳥《とり》　旬《しゅん》　末《すえ》　賃《ちん》　縁《えん》

全《ぜん》　和《わ》　析《せき》　玉《たま》　宇《じ》

ビジョンセンサードリル❶

4

左には20個の言葉が、右には左の言葉の鏡文字が並んでいます。鏡文字が間違っているものを5つ見つけてください。

船
玉子
陸海空
花鳥風月
熊
一石二鳥
年月日
対応
東西南北
宅配便
土
都道府県
狐
牛乳
交通
北北西
大中小
休
兄弟姉妹
社会

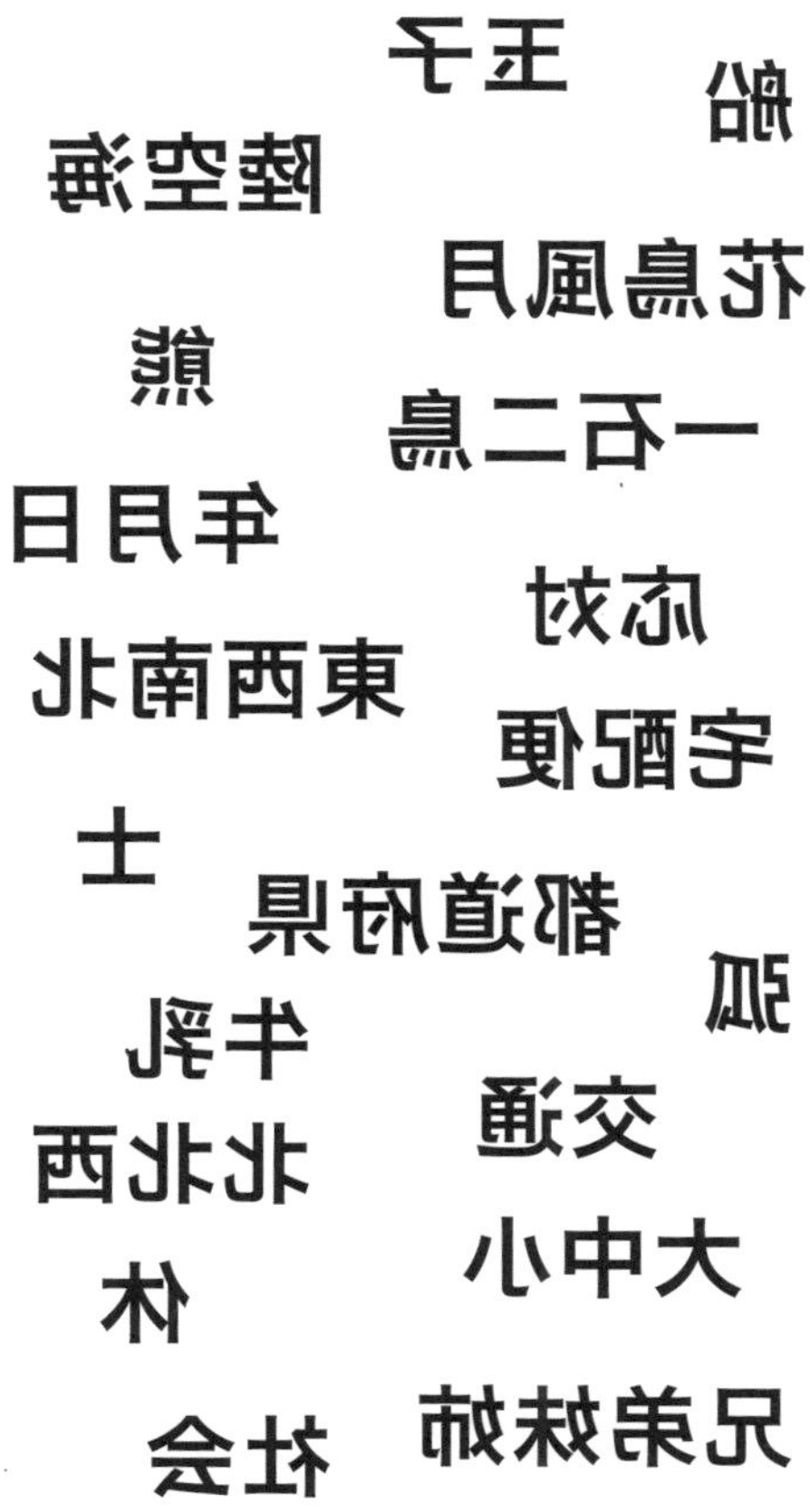

ビジョンセンサードリル❶

5

おかしなトランプが5つあります。できるだけ早く見つけてください。

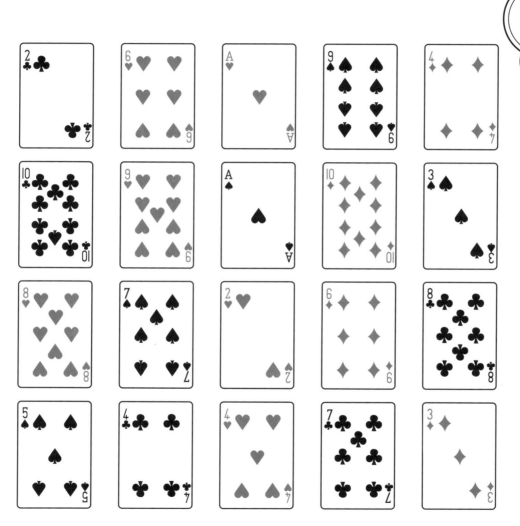

ビジョンセンサードリル❶

6

7種類の動物が隠れています。
7種類すべて見つけてください。

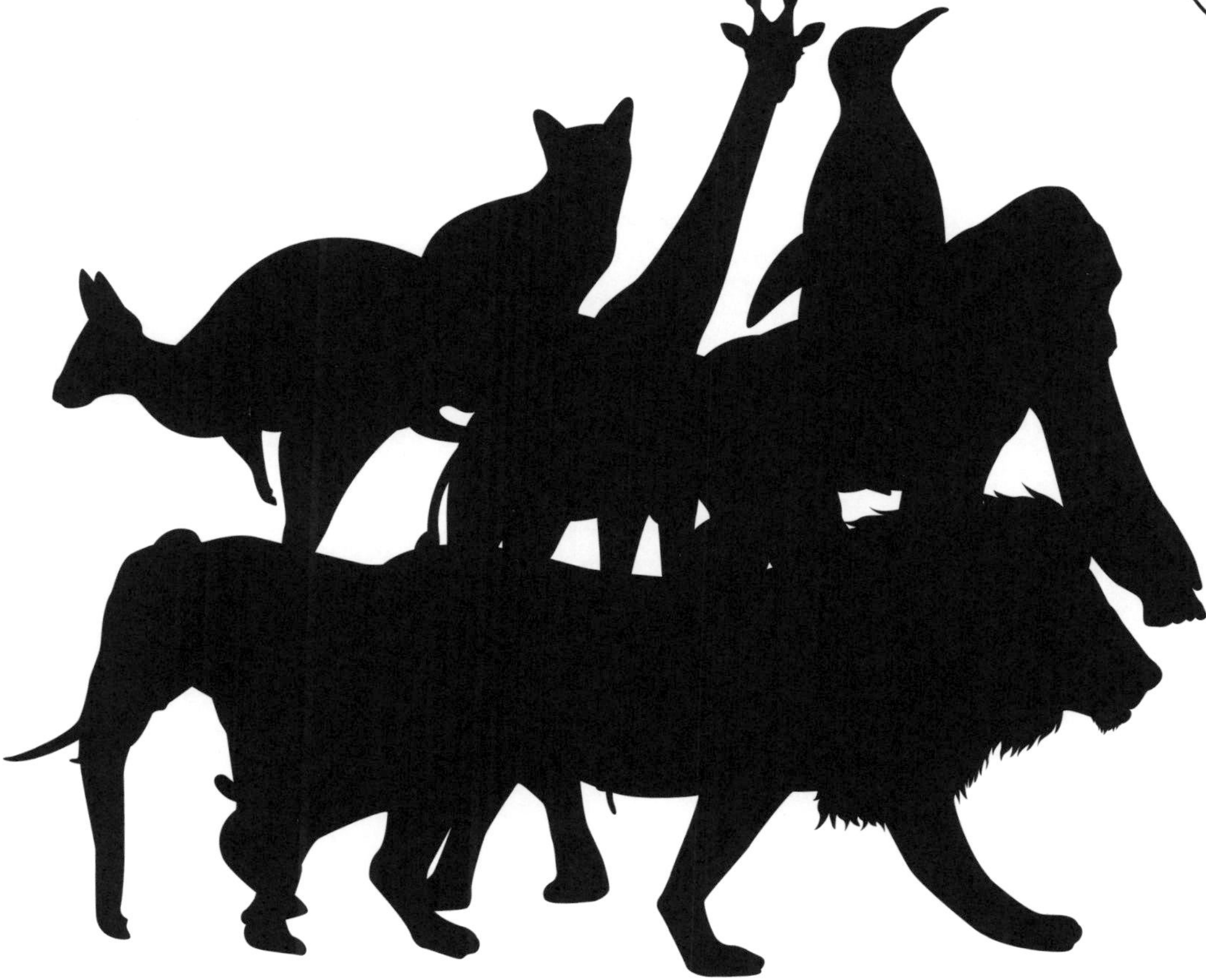

ビジョン
センサー
ドリル ❶

7

10の犬種が隠れています。
10種類すべて見つけてください。

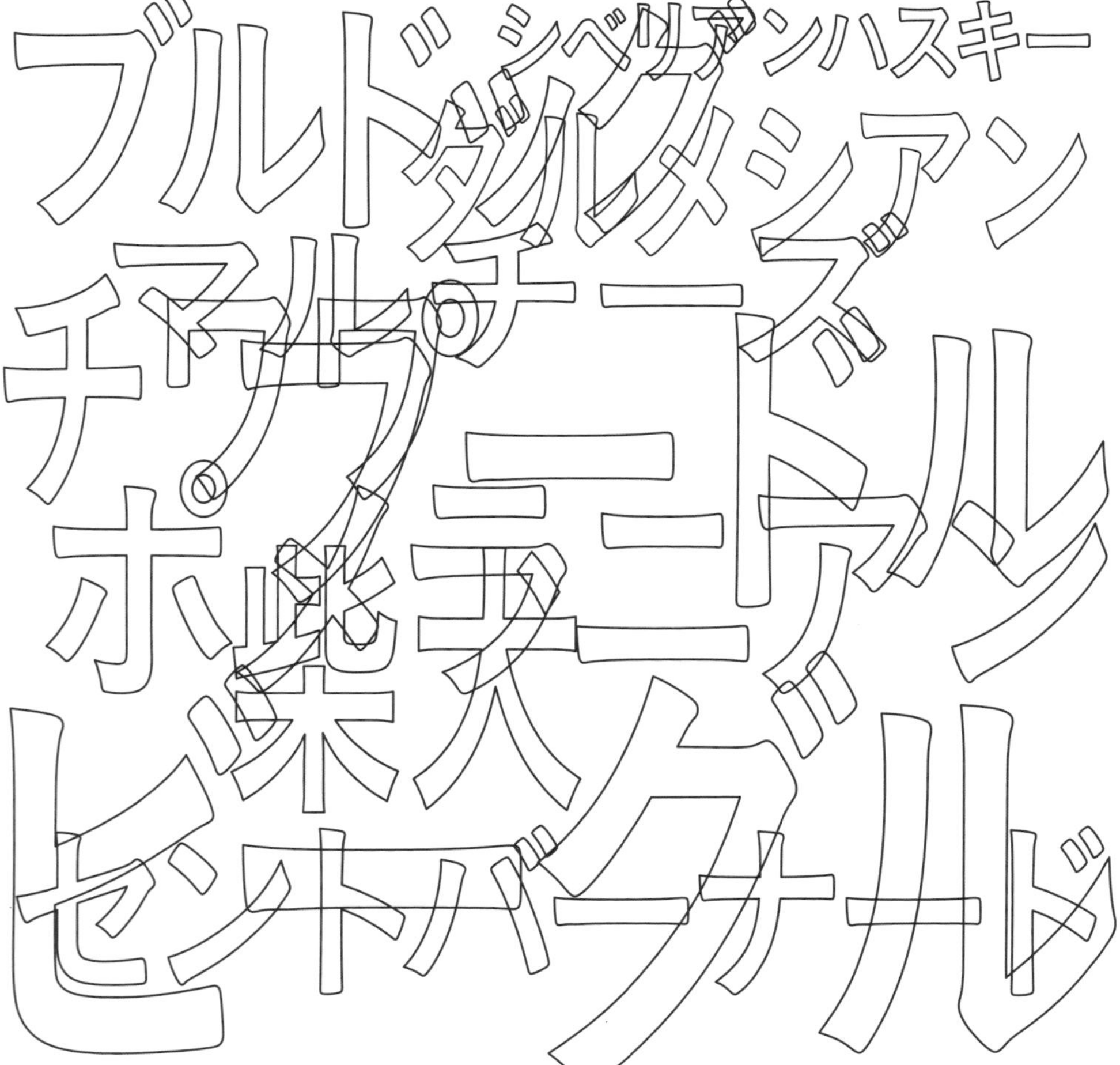

ビジョンセンサードリル❶

8

10個の県名が隠れています。
10個すべて見つけてください。

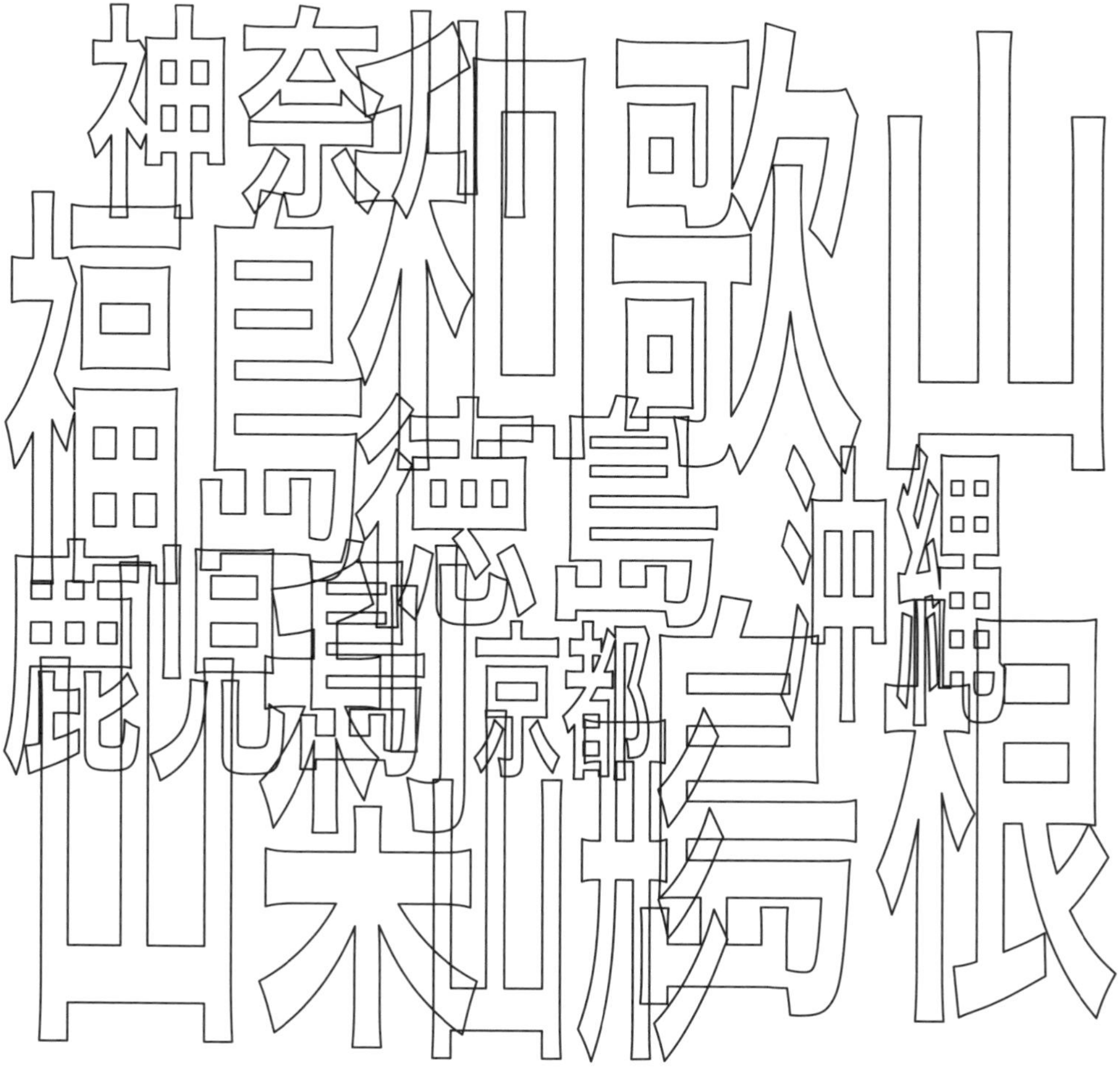

9

このなかにおとぎ話の登場人物の名前が2つ隠れています。できるだけ早く見つけてください。

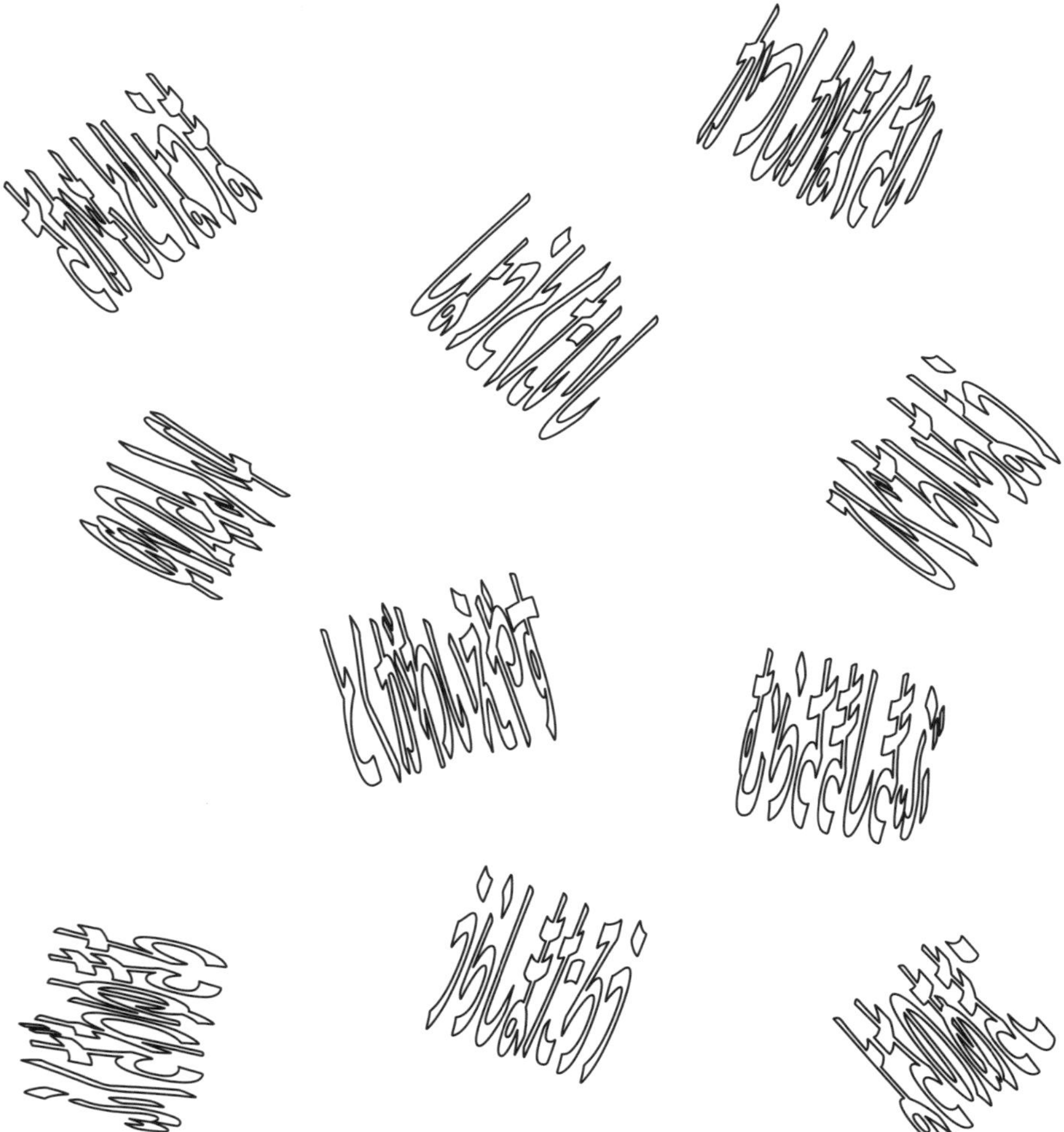

ビジョンセンサードリル❶

10

円形に並んだ9つのことわざのなかに
間違いが隠れています。
できるだけ早く、すべての間違いを見つけてください。

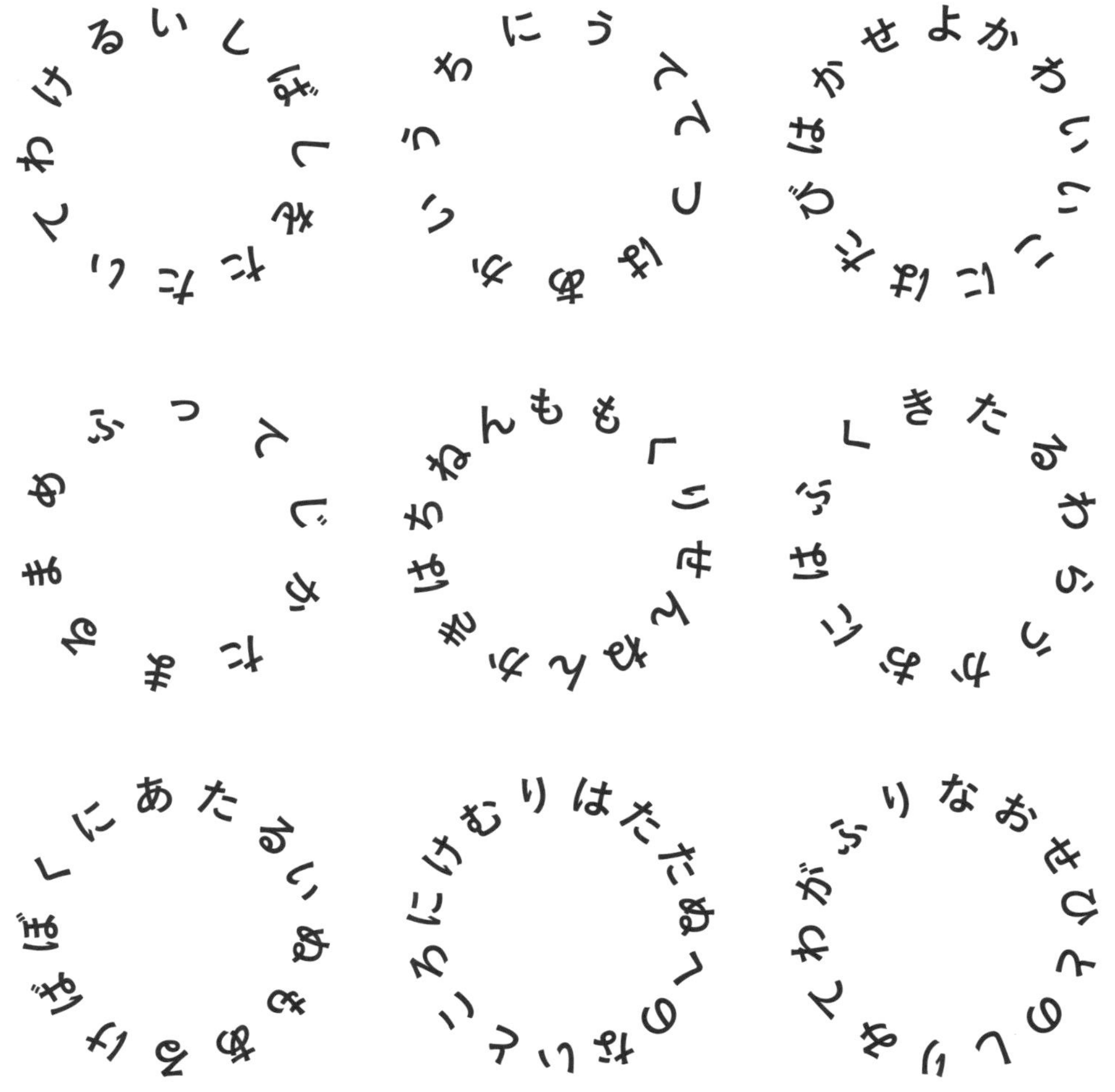

ビジョンセンサードリル❶

11

ある規則で数字が並んでいます。
空欄に入る数字を考えてください。

さくら ›››	3	2	9
みなと ›››	7	5	4
あひる ›››			

ビジョン
センサー
ドリル ❶

12

ある規則で図が並んでいます。
空欄に入る図を考えてください。

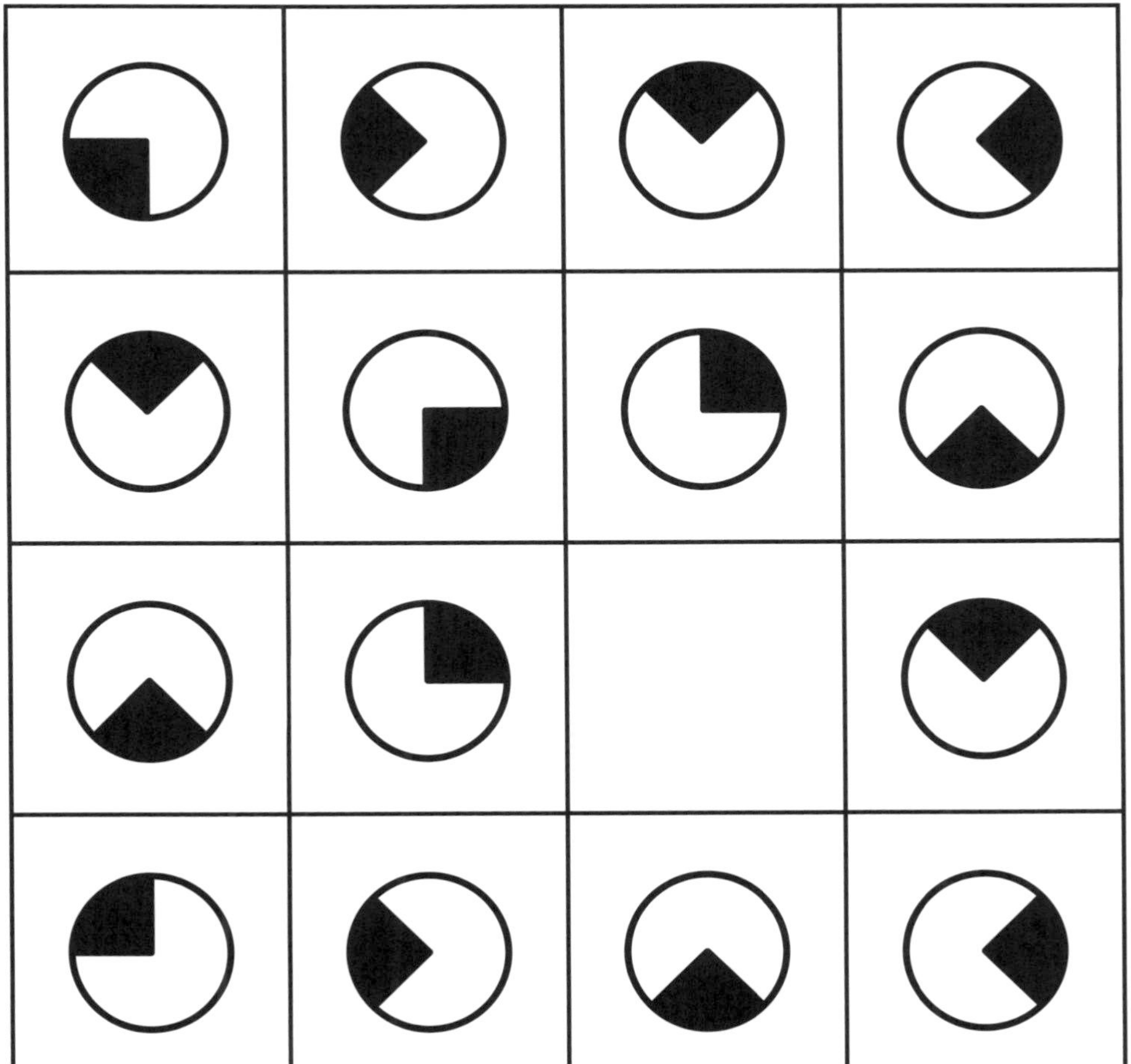

ビジョンセンサードリル❶

13

ある規則で描かれた図が並んでいます。9つのマスのなかから仲間はずれをひとつ見つけてください。

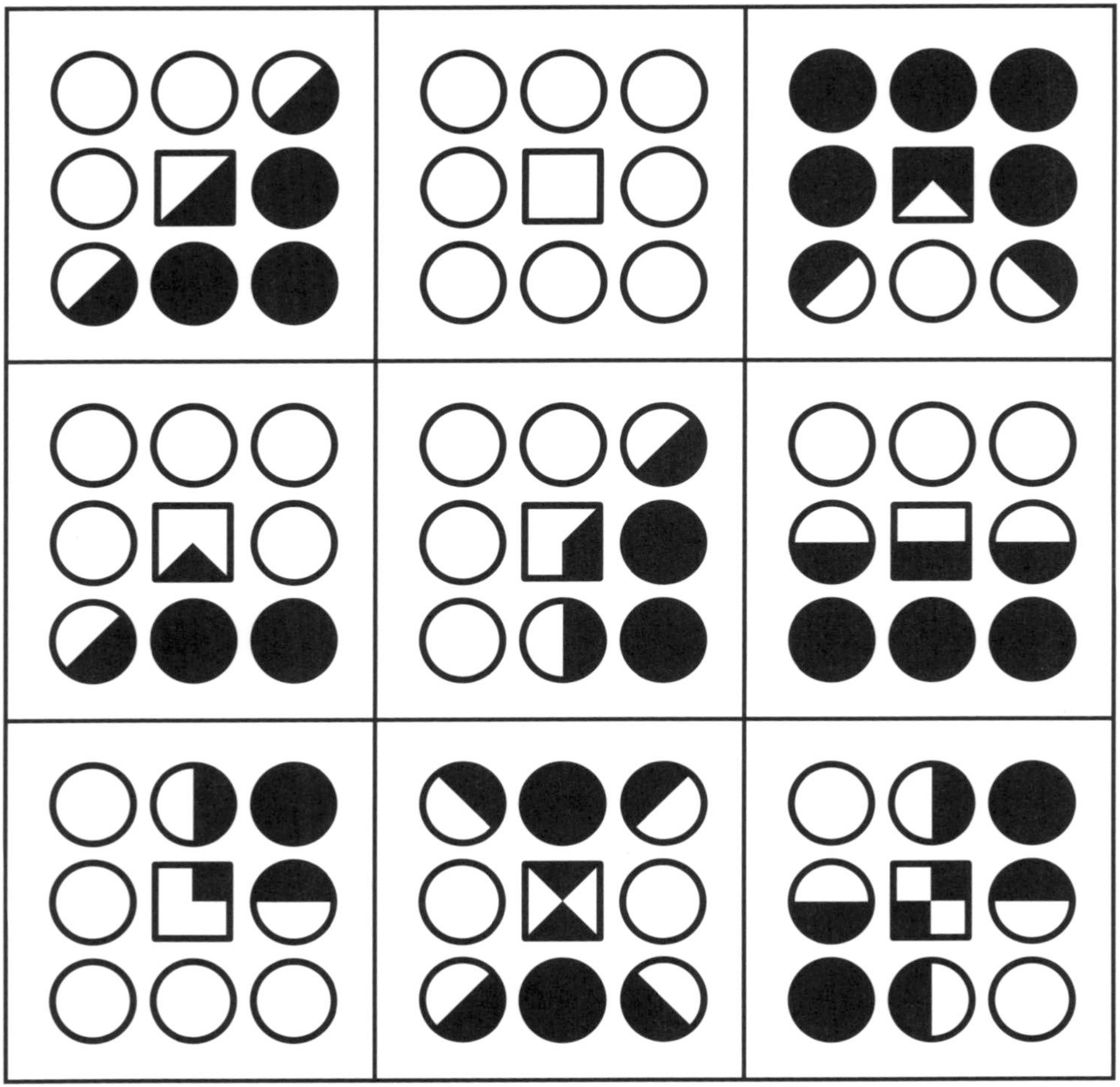

ビジョン
センサー
ドリル ❶

14

ある規則で図が並んでいます。
空欄に入る図を考えてください。

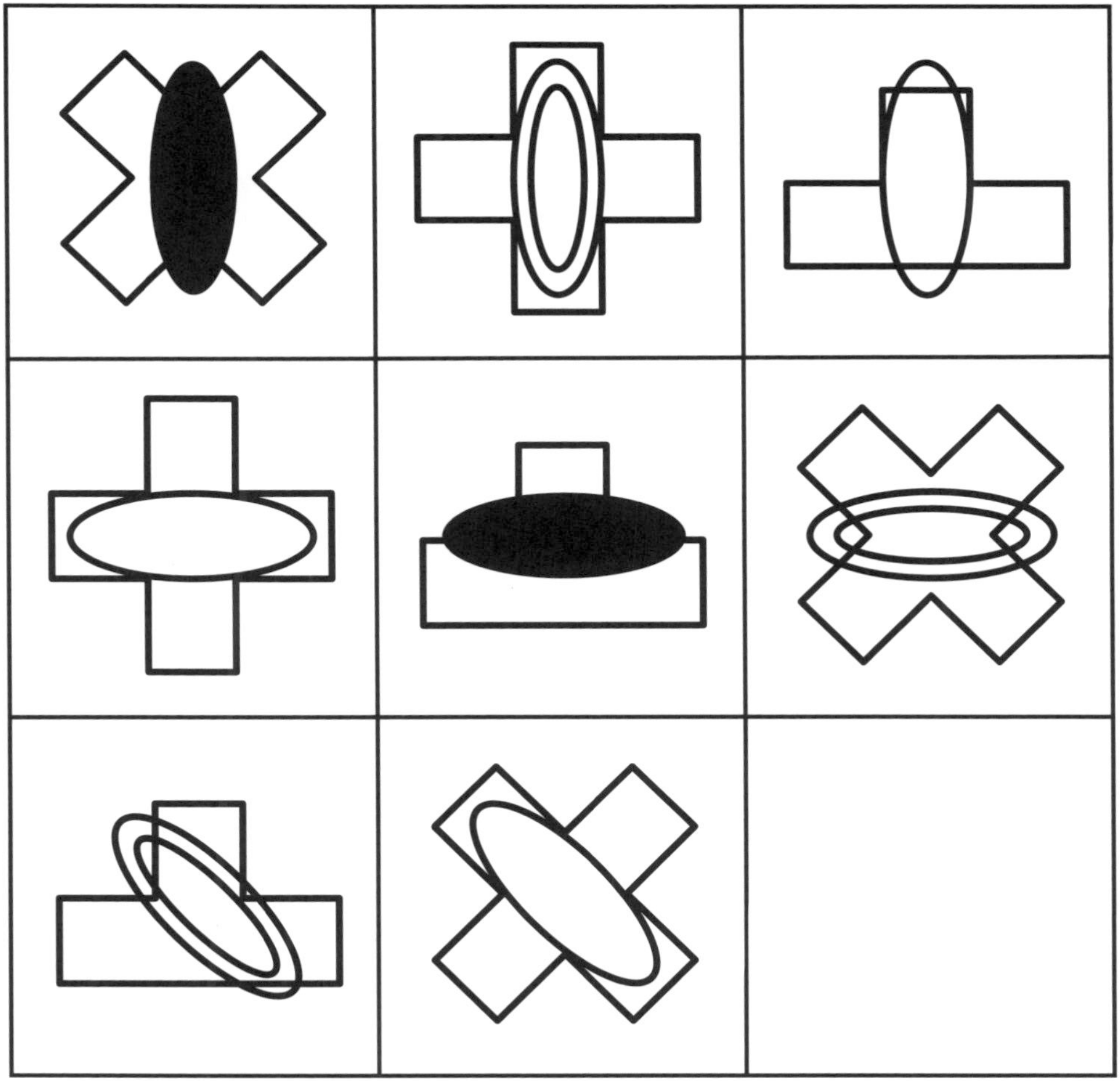

ビジョンセンサードリル❶

15

ある規則に従って図が並んでいます。空欄にはどんな図が入るでしょう。

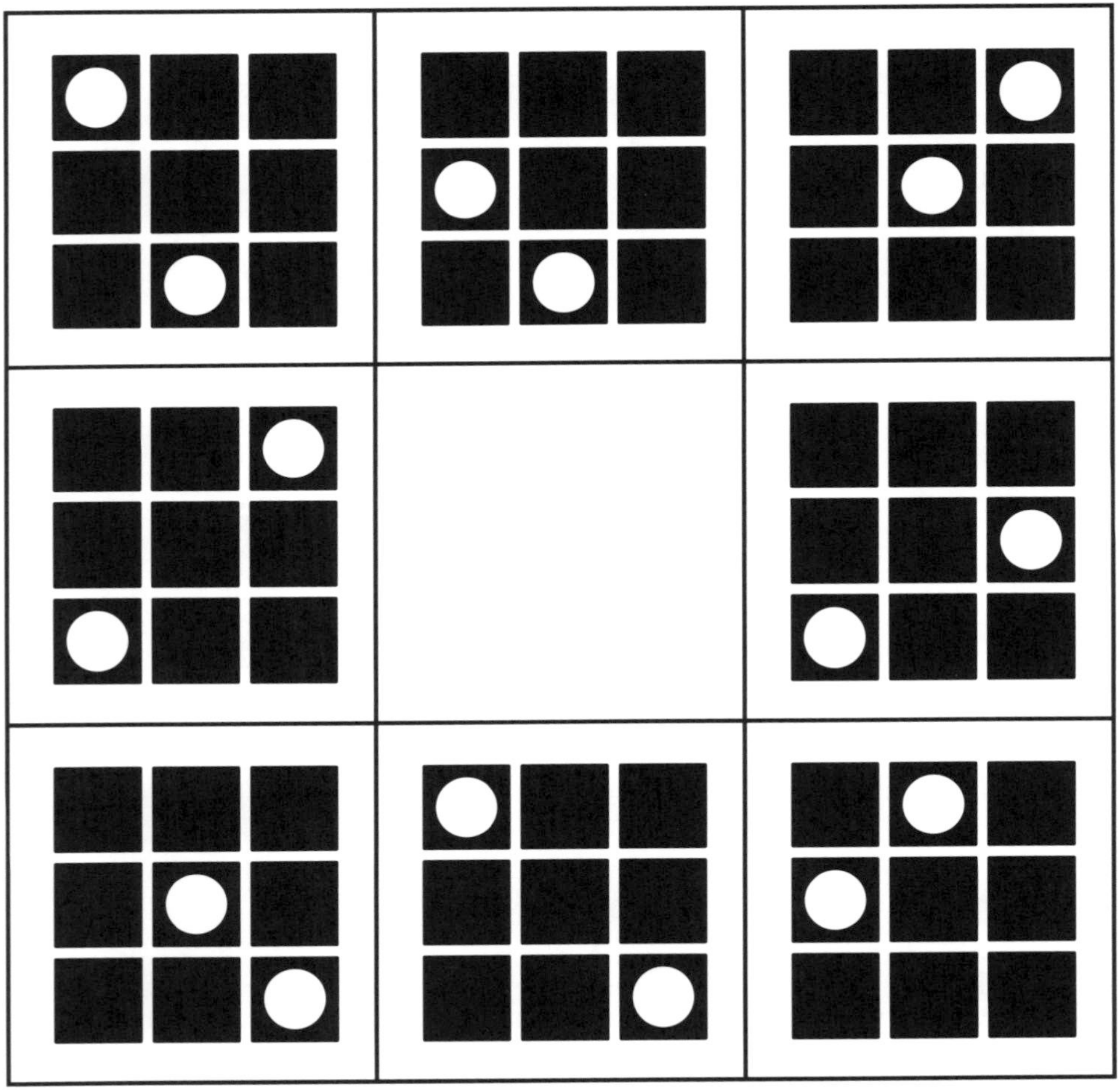

ビジョン
センサー
ドリル❷

1

マスの前の矢印が白（▷）のときは文字の色を、赤（▶）のときは文字の読みを、声に出してできるだけ早く読んでください。

補足 「▷白」の場合は「赤」、「▶白」場合は「白」と読んでください。

スタート

▷ 赤	▷ 黒	▶ 白	▷ 白
▷ 黒	▷ 赤	▶ 黒	▷ 黒
▷ 白	▶ 赤	▷ 赤	▷ 赤
▶ 赤	▷ 黒	▷ 赤	▶ 白
▷ 赤	▶ 黒	▷ 黒	▷ 白

ゴール

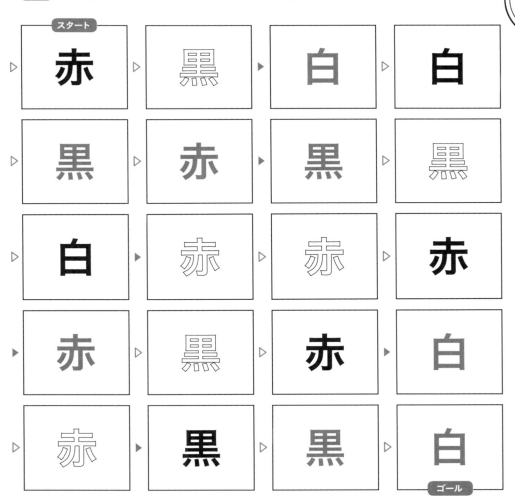

単語の各文字を50音のひとつ下の文字に置き換えて、左から順に声に出して、できるだけ早く読んでください。

補足　「あんこ」の場合は「いあさ」、「ゆびわ」の場合は「よぶを」と読んでください。

スタート

つり	ちず	ひざ	うす
きれ	あした	かかし	わさび
イワシ	でんわ	カマキリ	パソコン
シロクマ	せんべい	てんごく	ゆきだるま
しんぶんし	オムライス	うでずもう	カタツムリ

ゴール

ビジョンセンサードリル❷

3

単語の各文字を50音のひとつ下の文字に置き換えて、左から順に声に出して、できるだけ早く読んでください。

スタート

たき	うみ	かび	ぬし
りか	かたち	さしみ	ウサギ
あかり	タバコ	だんろ	たまねぎ
くつした	しりとり	つめきり	バイオリン
クリスマス	すべりだい	あめあがり	せんぷうき

ゴール

ビジョンセンサードリル❷

4

左の図と順にジャンケンをしましょう。できるだけ早く勝ち、最後までいったら、次はできるだけ早く負けてください。

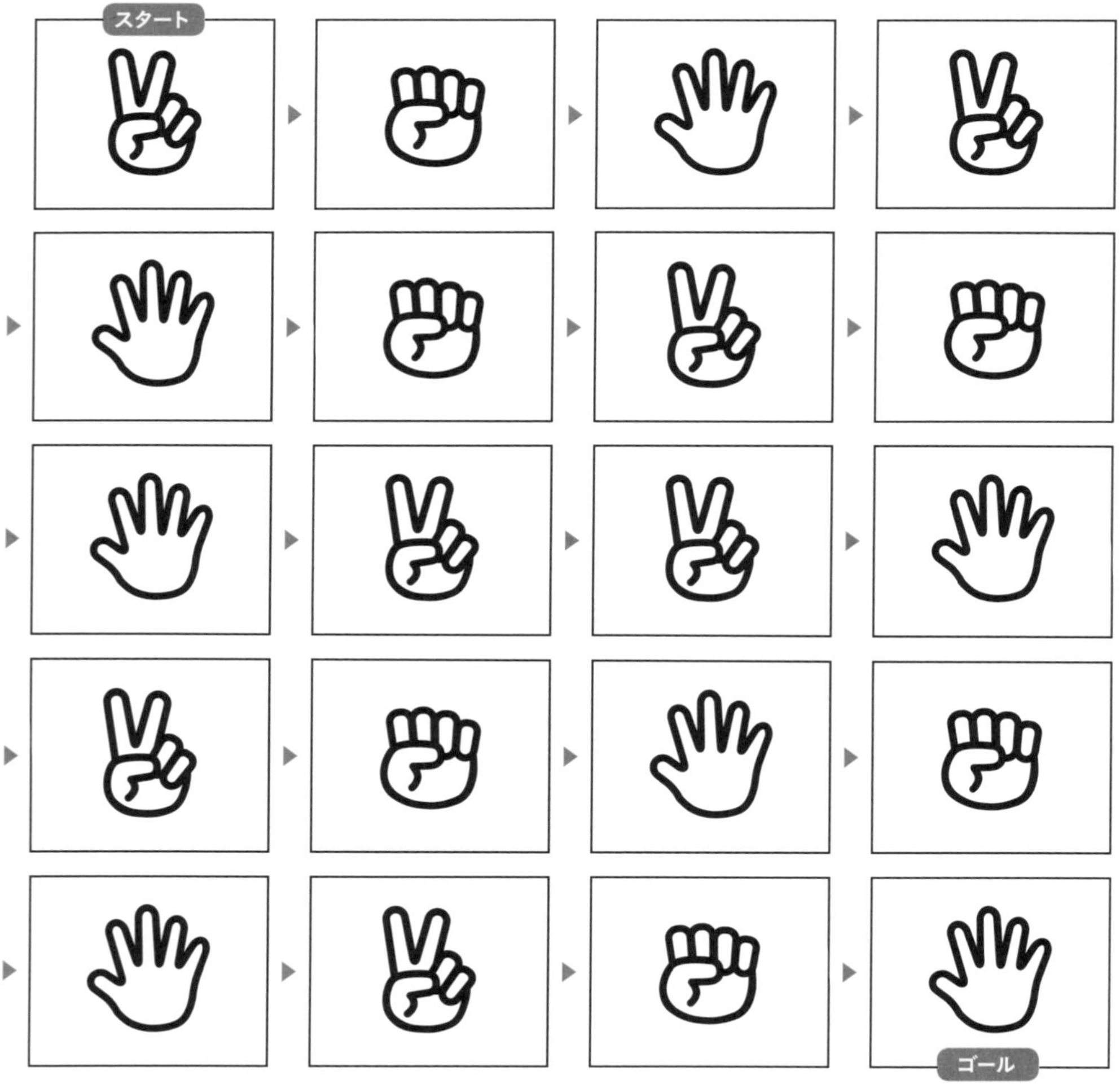

ビジョンセンサードリル❷

5

左の図と順にジャンケンをしましょう。右手で勝ち、左手で負けるように両手同時にジャンケンをします。できるだけ早く行ってください。

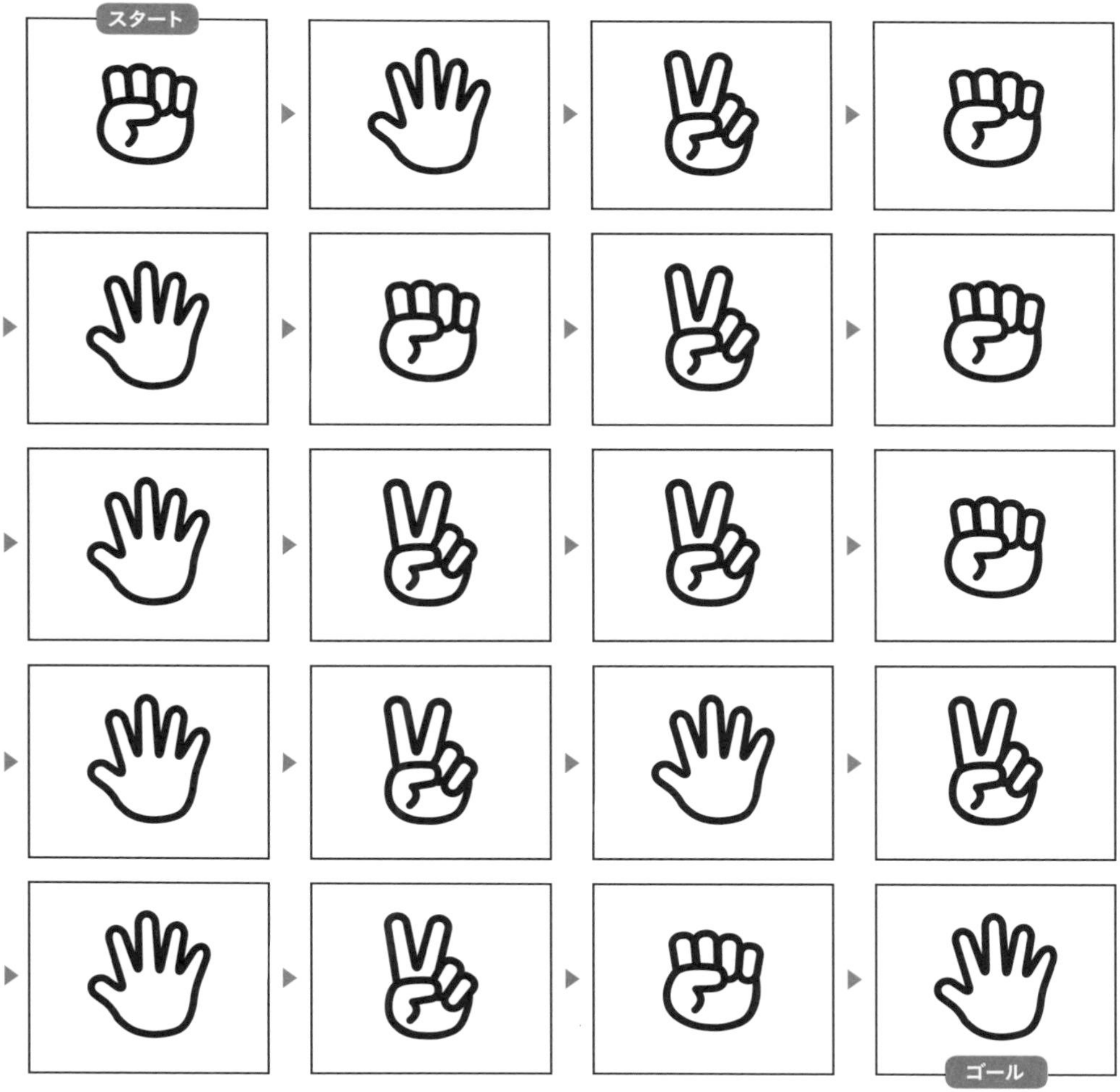

ビジョンセンサードリル❷

6

合計金額がいくらになるか、できるだけ早く計算してください。

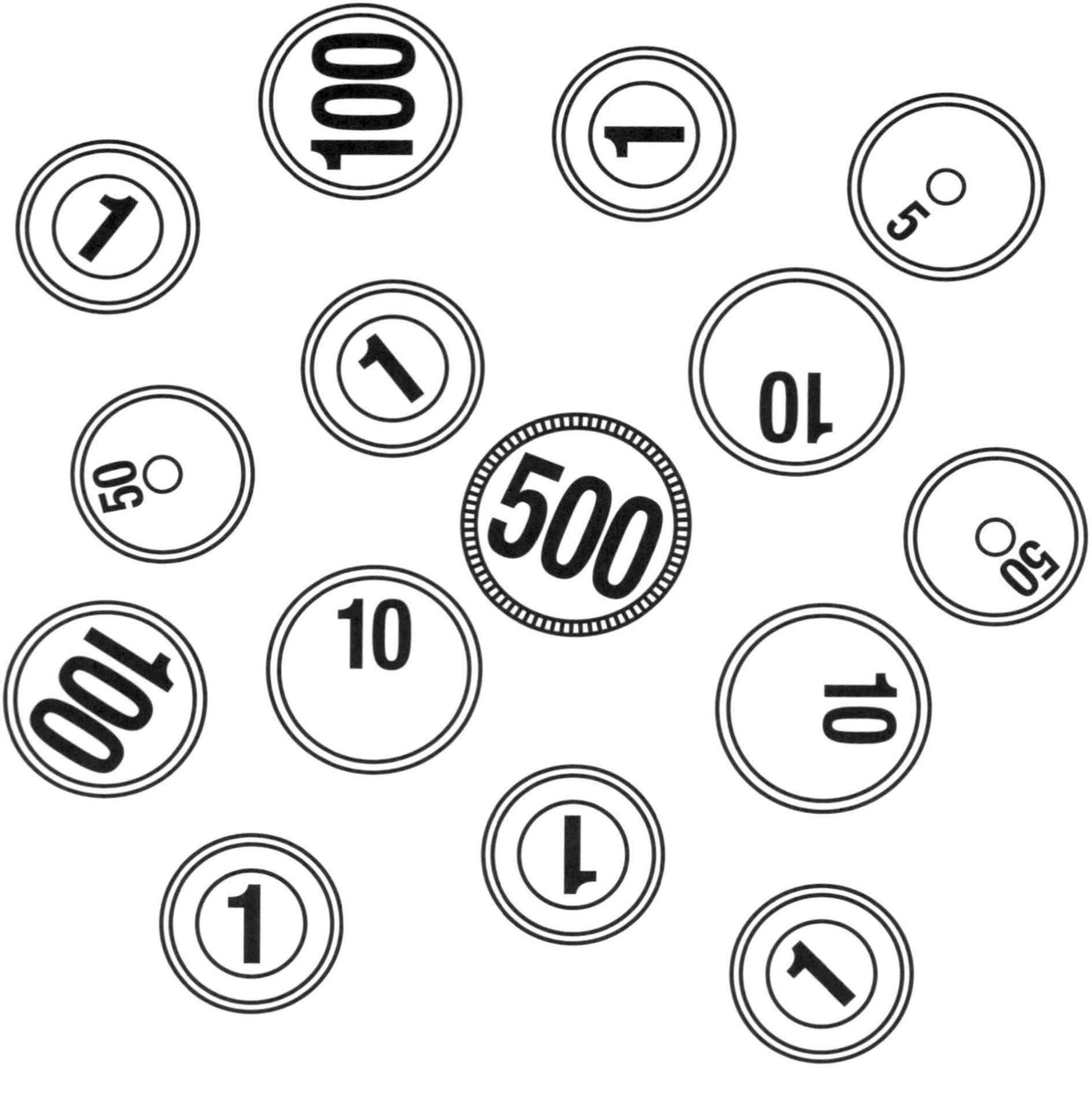

ビジョンセンサードリル❷

7

10円玉、5円玉、1円玉を合わせた金額がいくらになるか、できるだけ早く計算してください。

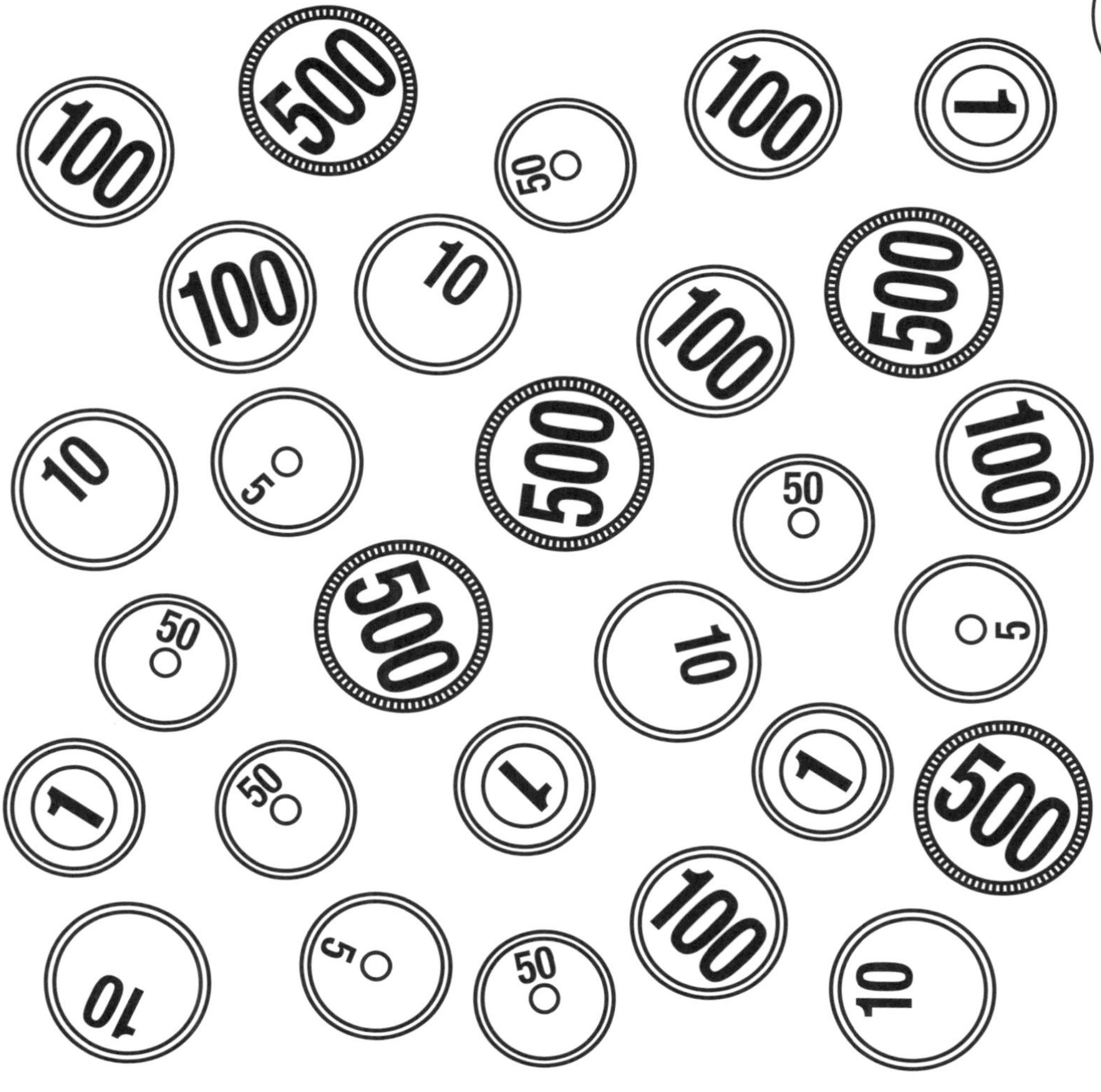

ビジョンセンサードリル❷

8

枚数がいちばん多い硬貨の、合計金額を計算してください。

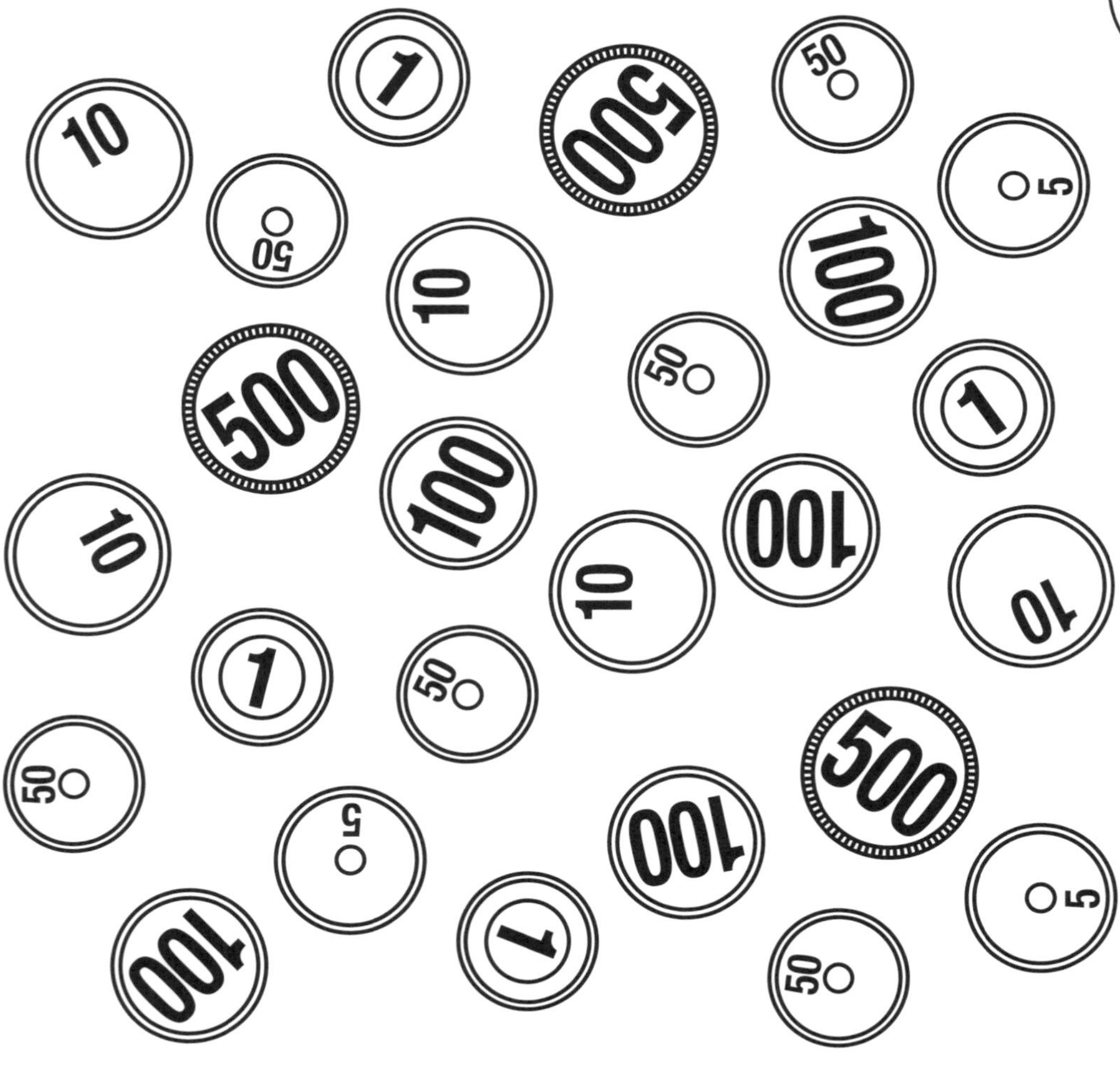

ビジョンセンサードリル❷

9

左は、10円玉、5円玉、1円玉を積みあげた図です。2組の合計が100円になる組み合わせをひとつ見つけてください。

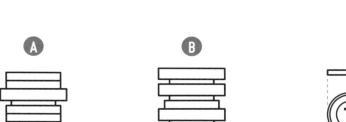

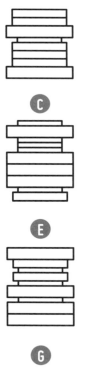

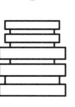

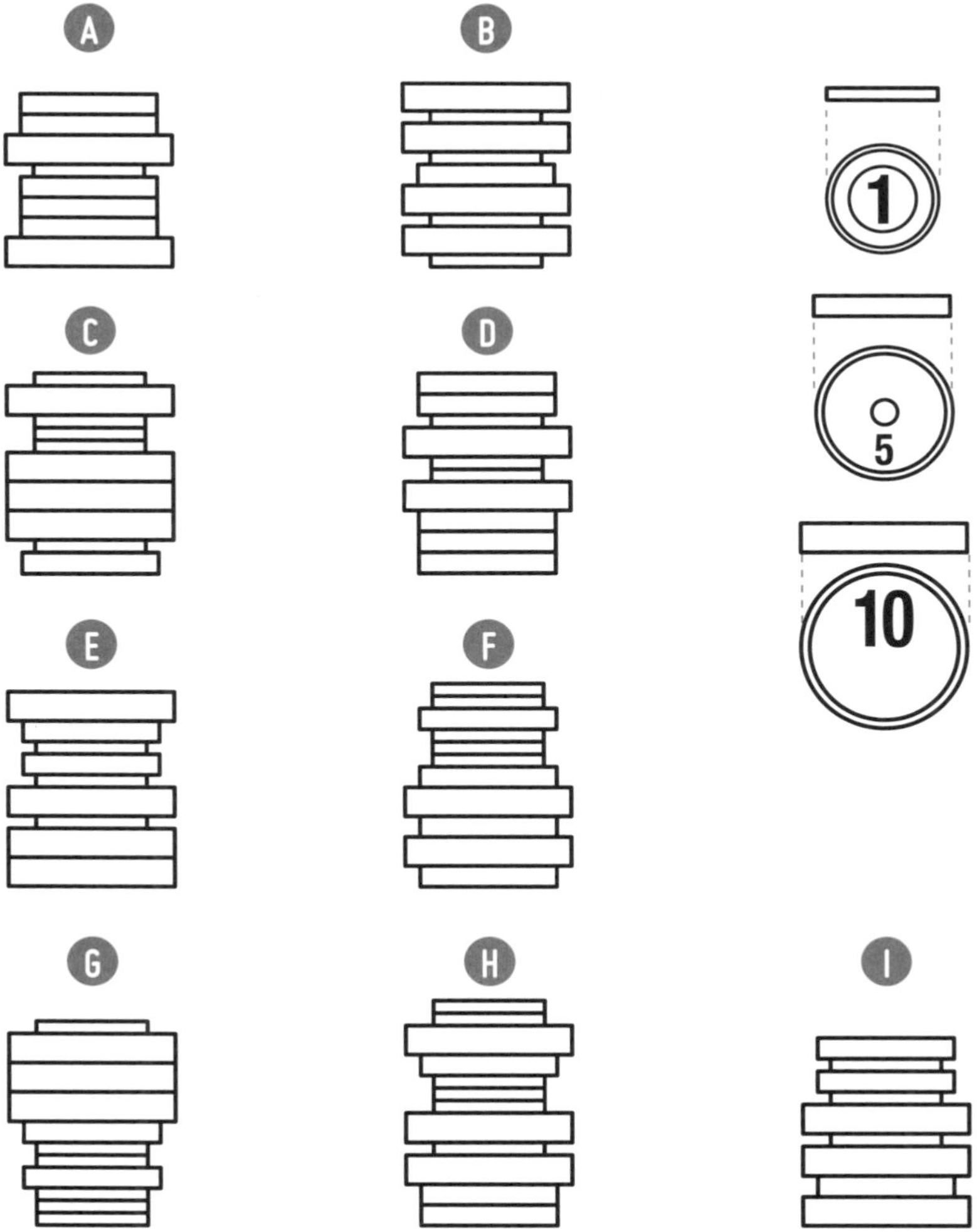

ビジョンセンサードリル❷

10

合計100円のグループになるように、硬貨を5つのエリアに分けて下さい。

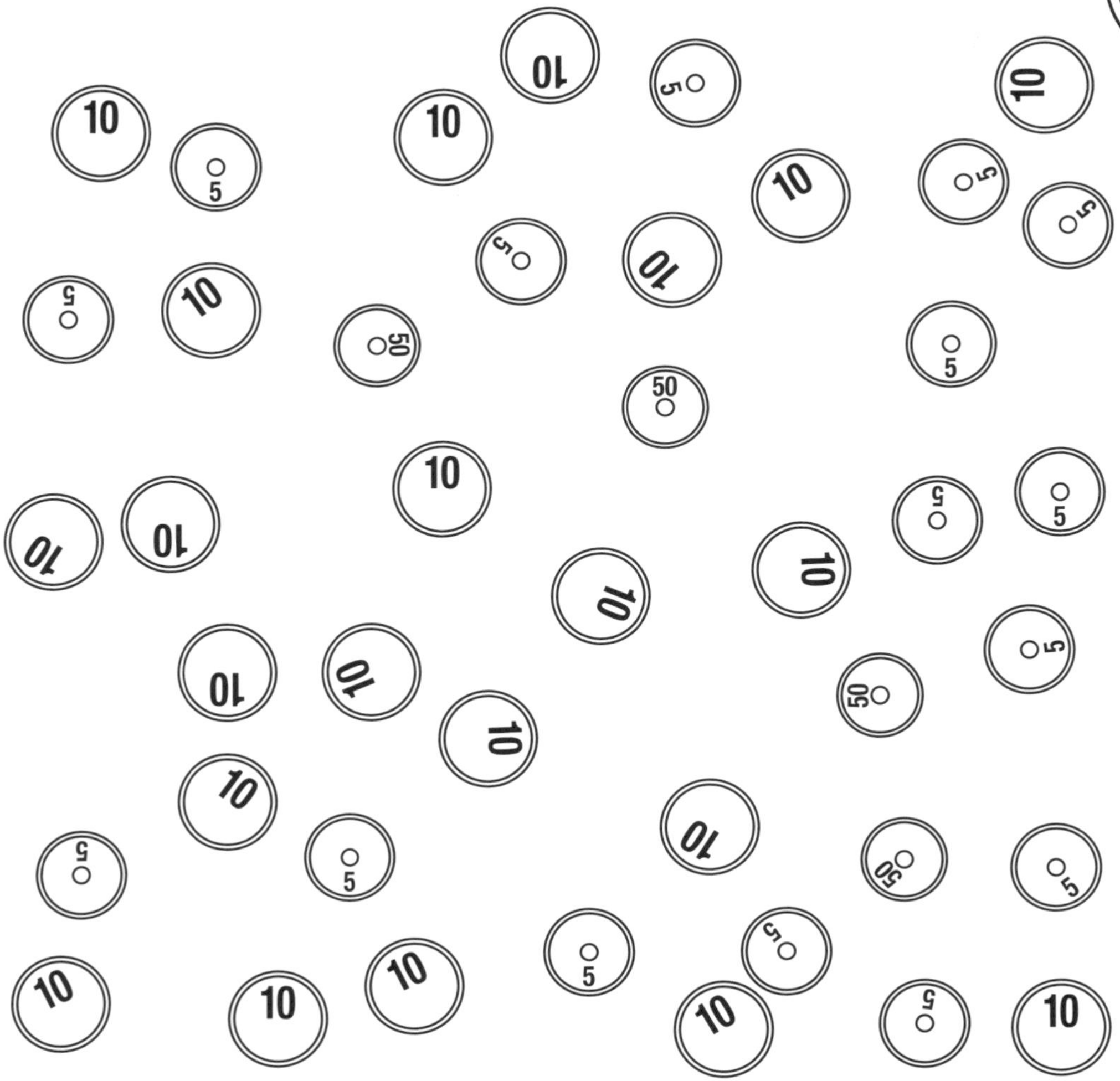

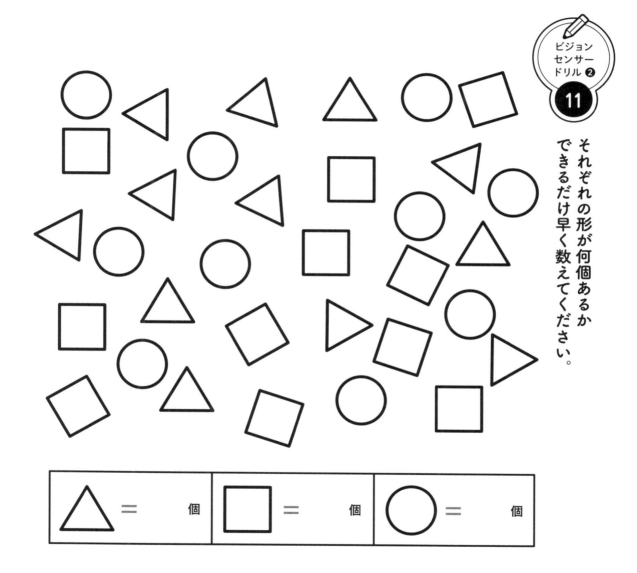

ビジョンセンサードリル❷

11

それぞれの形が何個あるか
できるだけ早く数えてください。

△ ＝　　個	□ ＝　　個	○ ＝　　個

ビジョンセンサードリル❷

12

それぞれの形が何個あるかできるだけ早く数えてください。

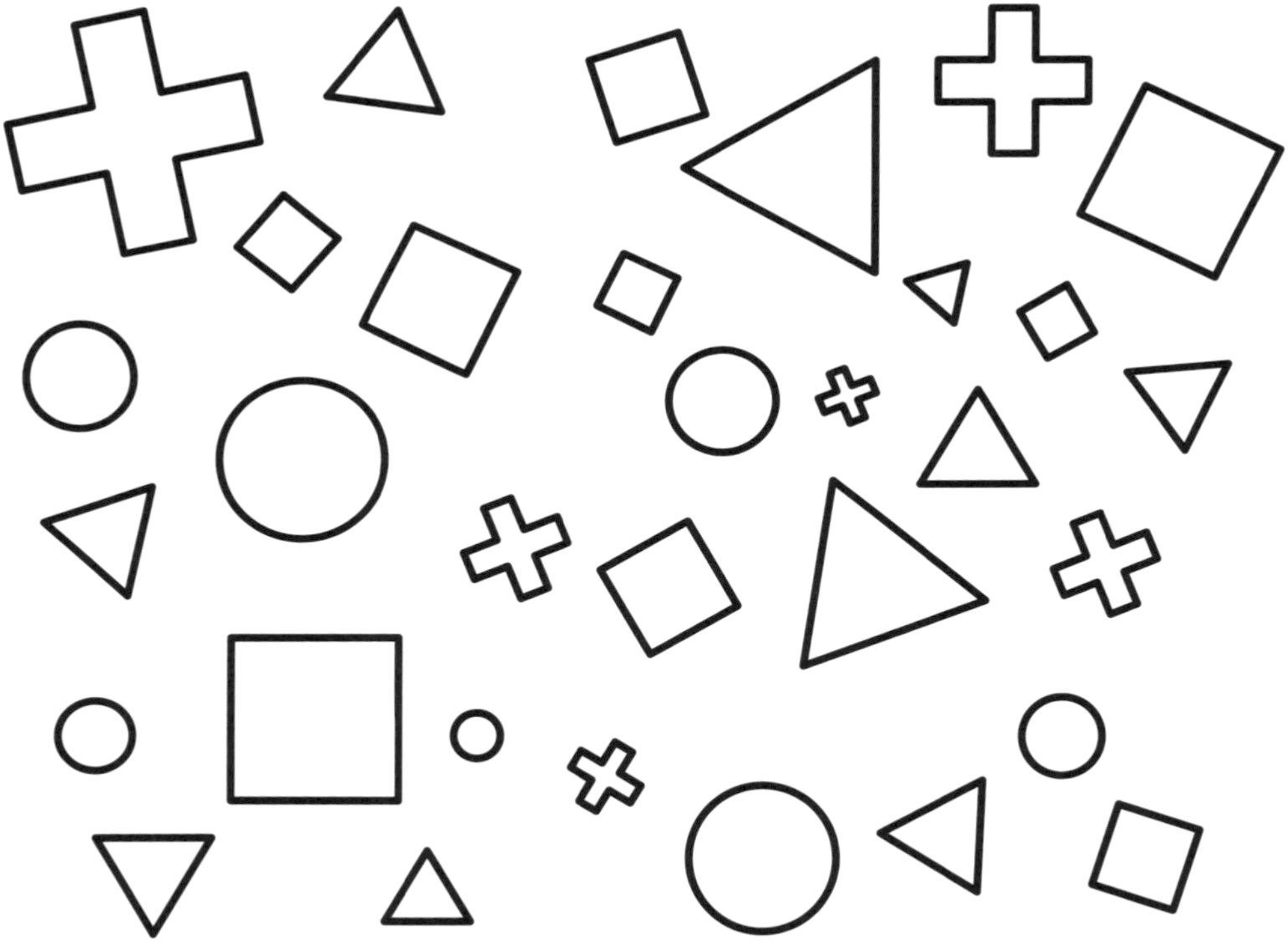

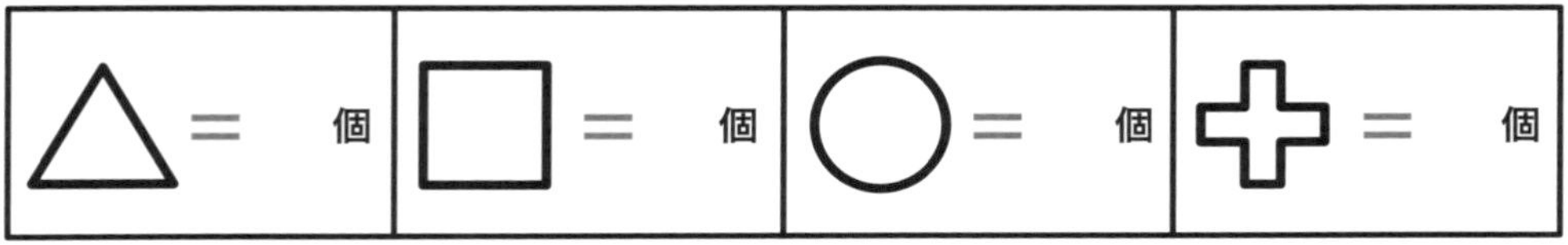

ビジョンセンサードリル❷

13

スタートから目だけを動かして☺が何個あるか数えてください。

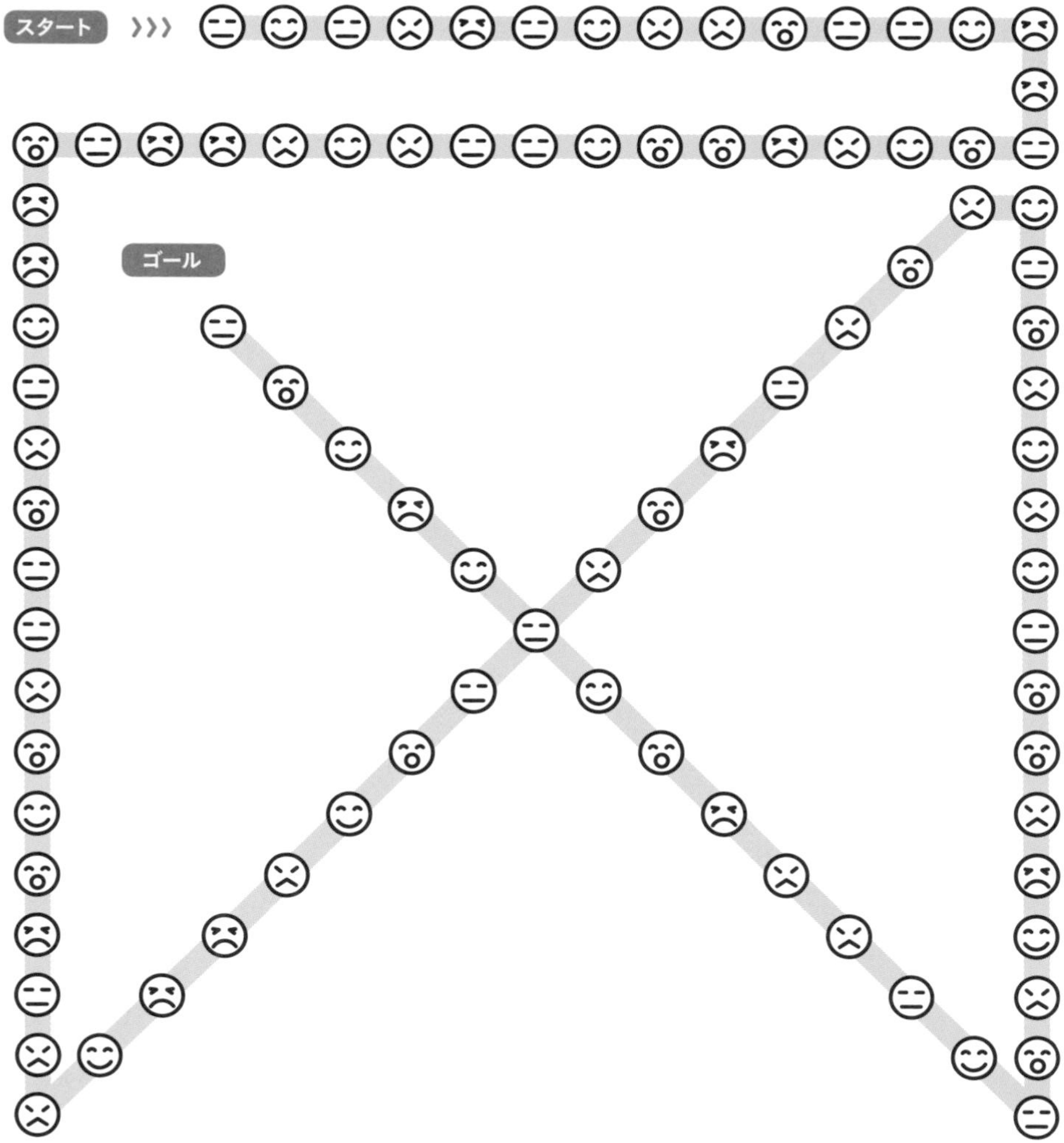

ビジョン
センサー
ドリル ❷

14

棒が何本あるか、
できるだけ早く数えてください。

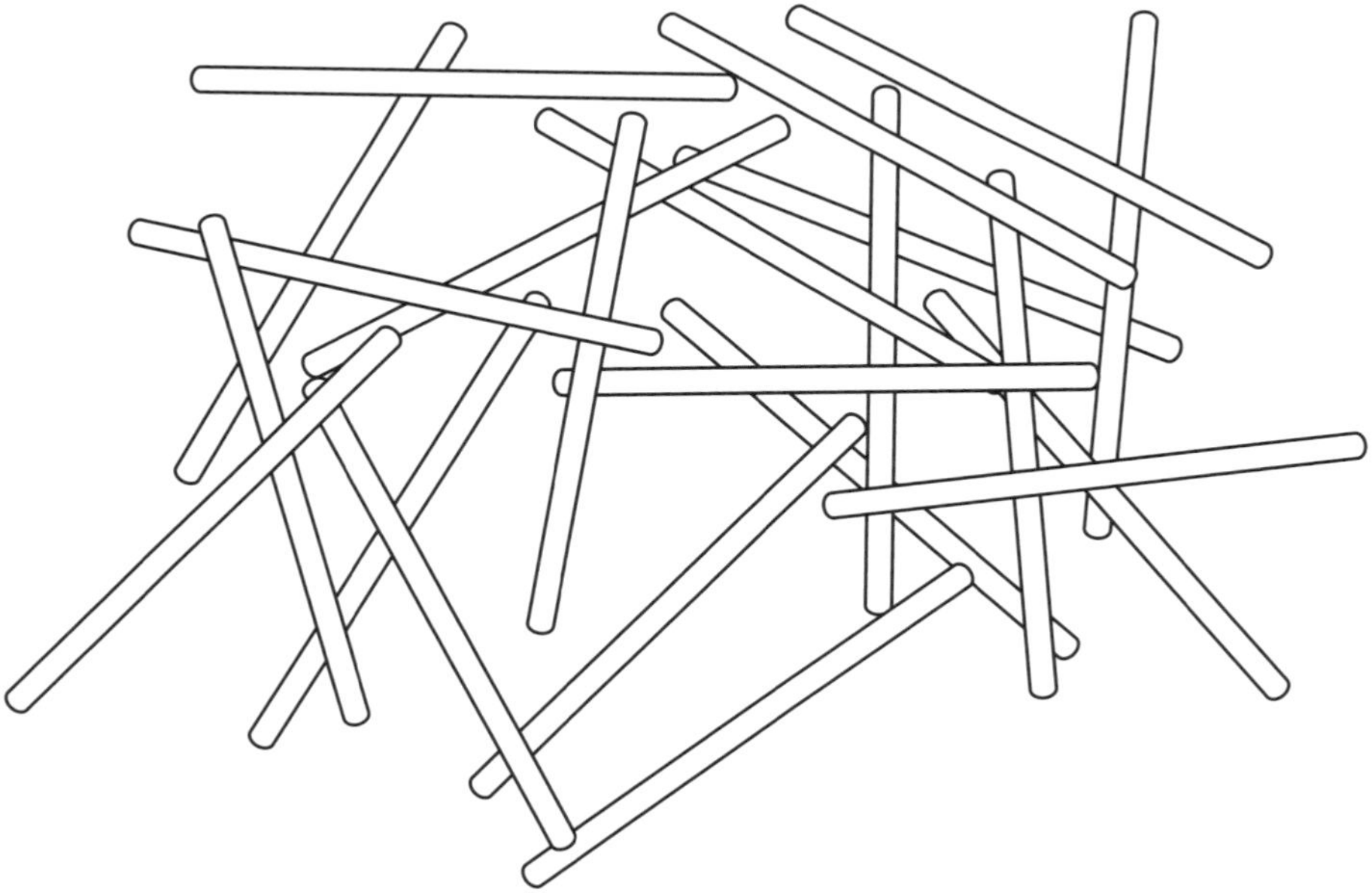

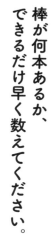

ビジョン
センサー
ドリル ❷

15

先端が赤くない棒は何本あるか、
できるだけ早く数えてください。

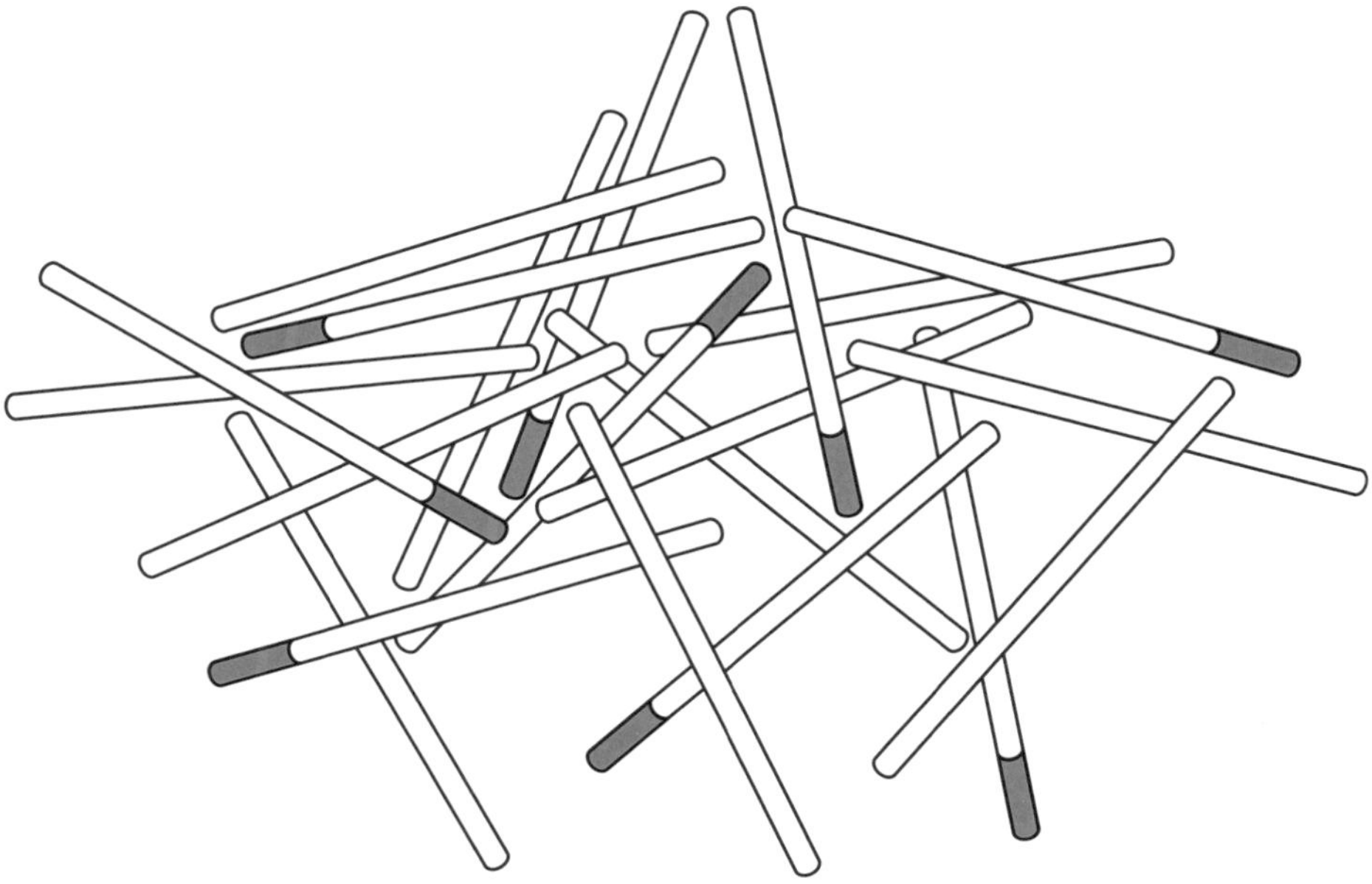

ビジョンセンサードリルの答え

ビジョンセンサードリル❶ 1

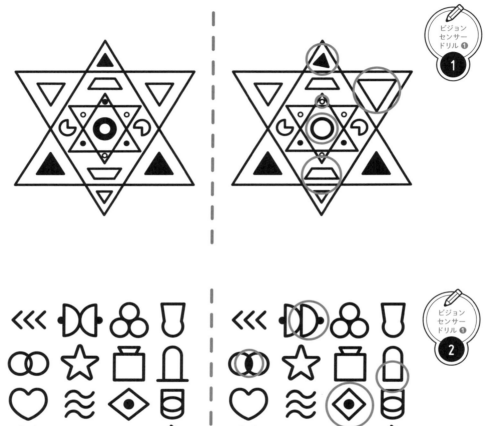

ビジョンセンサードリル❶ 2

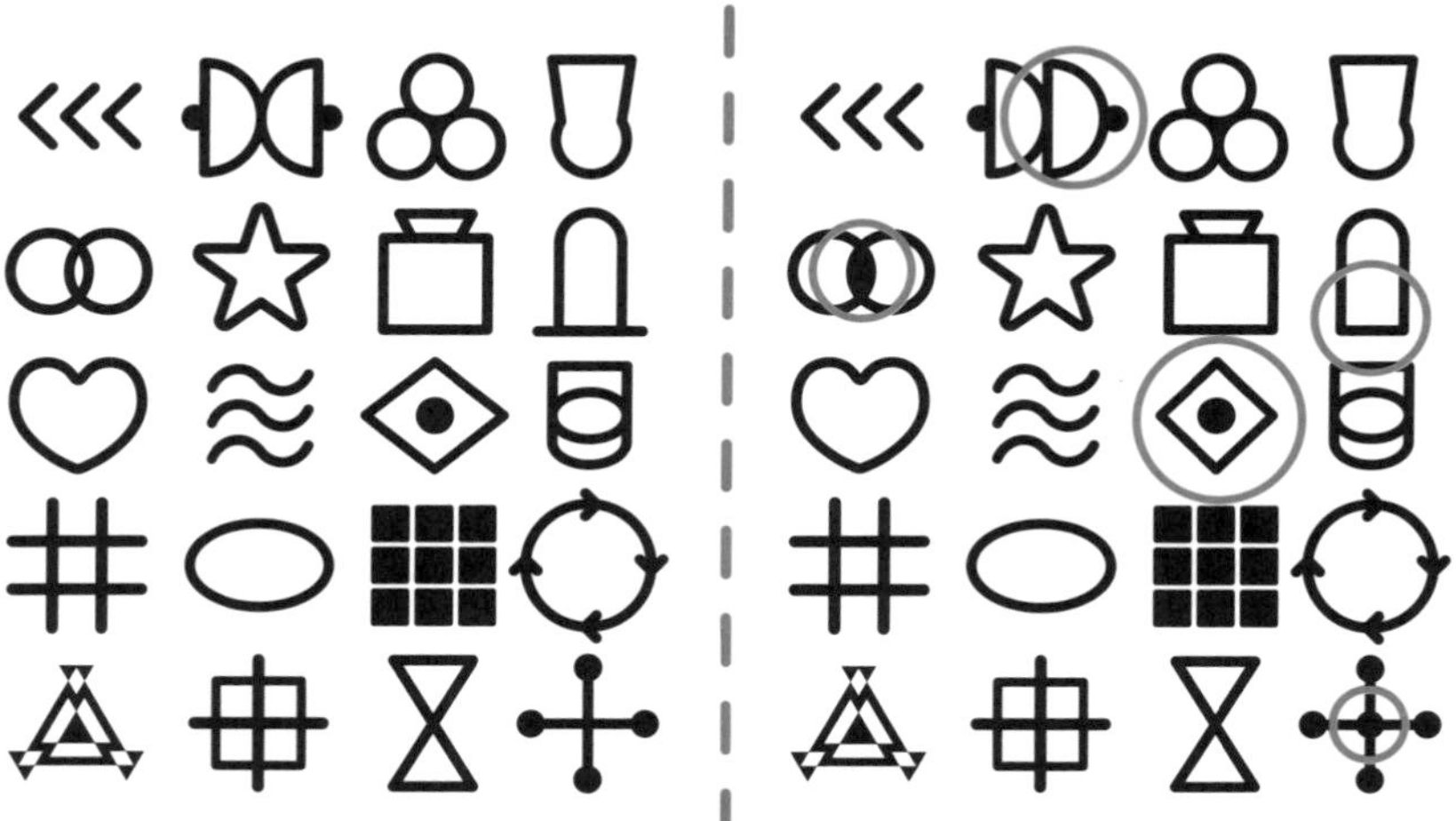

ビジョンセンサードリル❶ 3

雲《くも》 氷《こおり》 熊《くま》 災《ほのお》 枝《えだ》

眼《め》 輸《りん》 牛《うし》 旅《たび》 官《みや》

鳥《とり》 旬《しゅん》 末《すえ》 賃《ちん》 縁《えん》

全《ぜん》 和《わ》 析《せき》 玉《たま》 宇《じ》

ビジョンセンサードリル❶ 4

船 玉子
陸海空
花鳥風月
熊
一石二鳥
年月日
対応
東西南北
宅配便
土
都道府県
狐
牛乳
交通
北北西
大中小
休
兄弟姉妹
社会

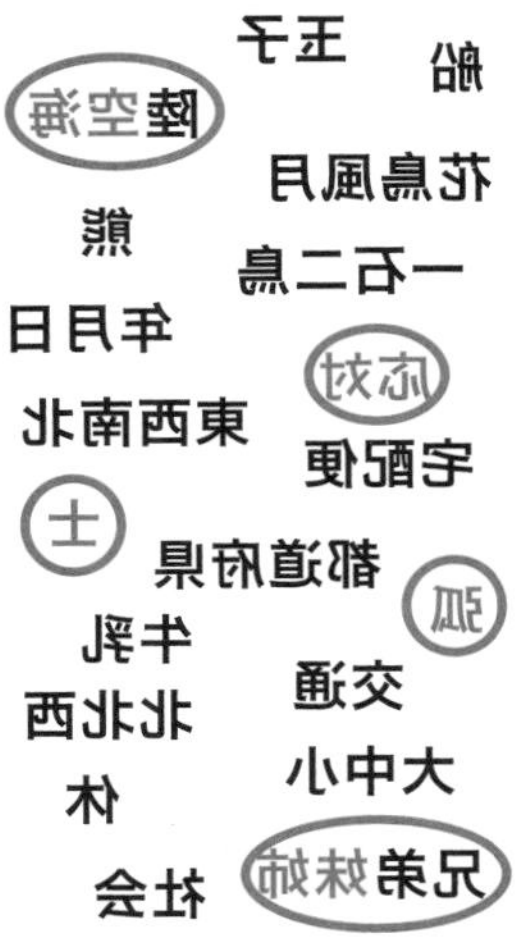

ビジョンセンサードリル❶

5

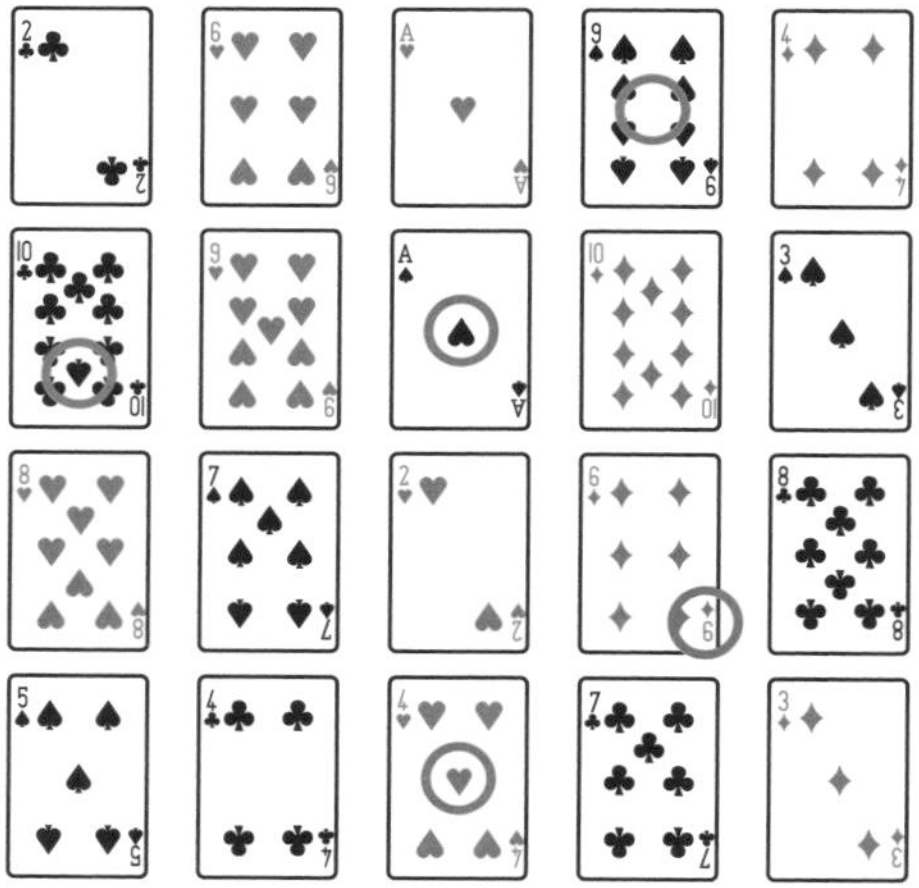

ビジョンセンサードリル❶

6

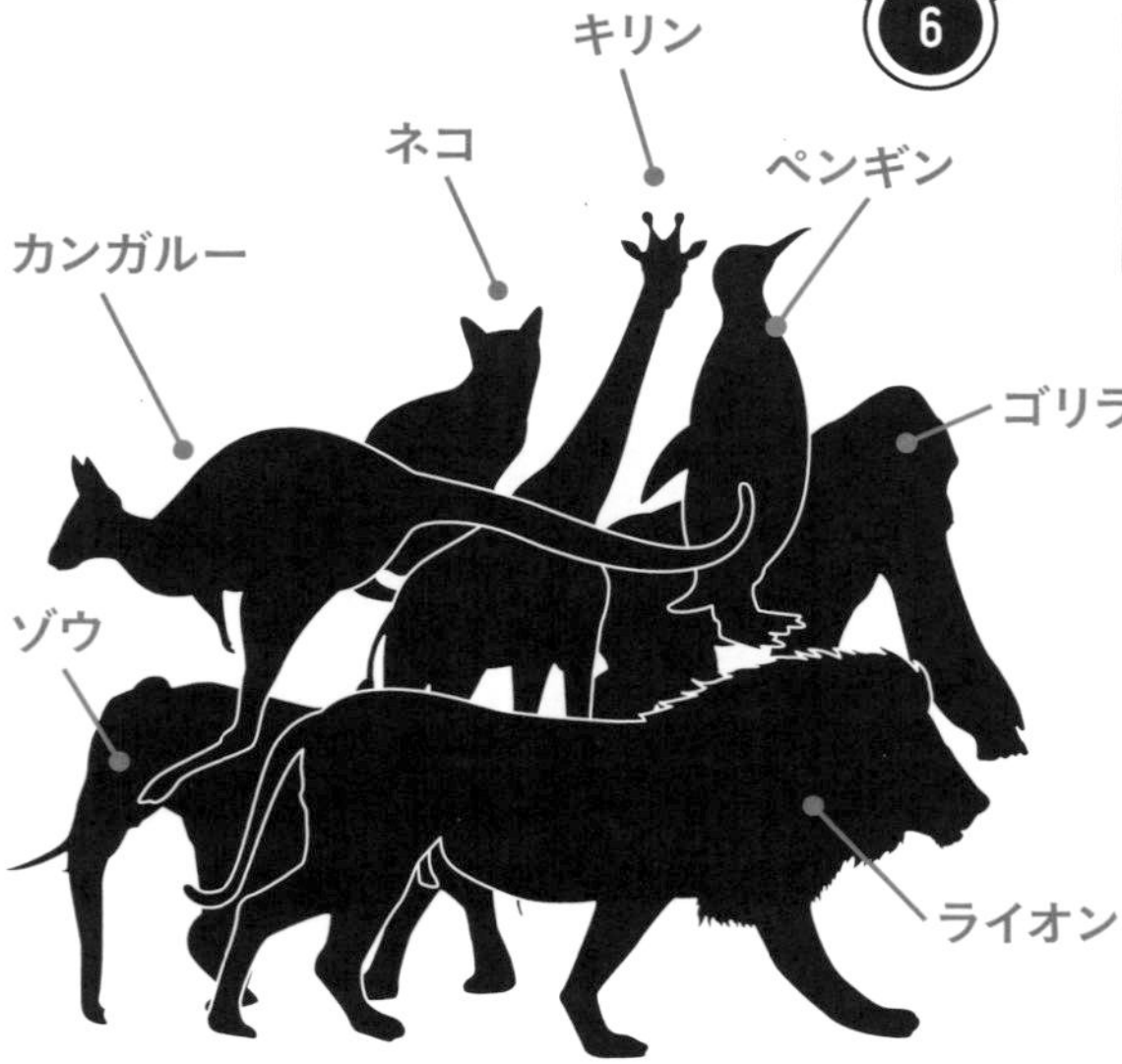

ビジョンセンサードリル❶ 8

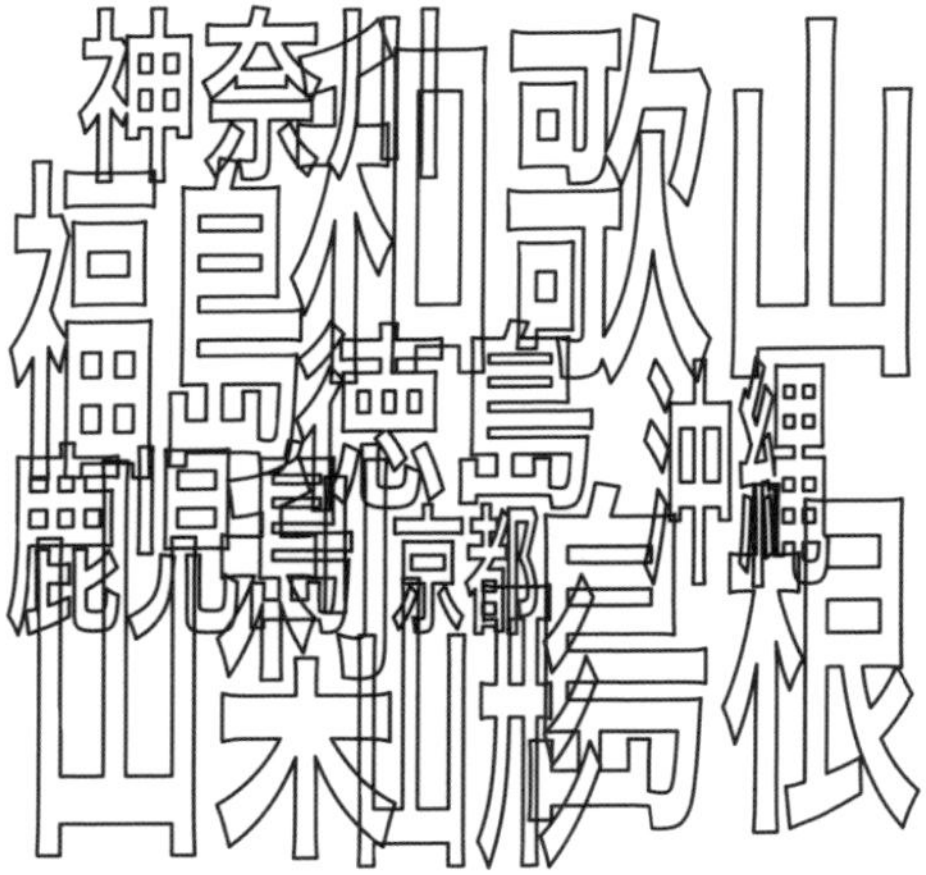

神奈川　鹿児島
福島　京都
和歌山　山梨
徳島　山形
沖縄　島根

ビジョンセンサードリル❶ 7

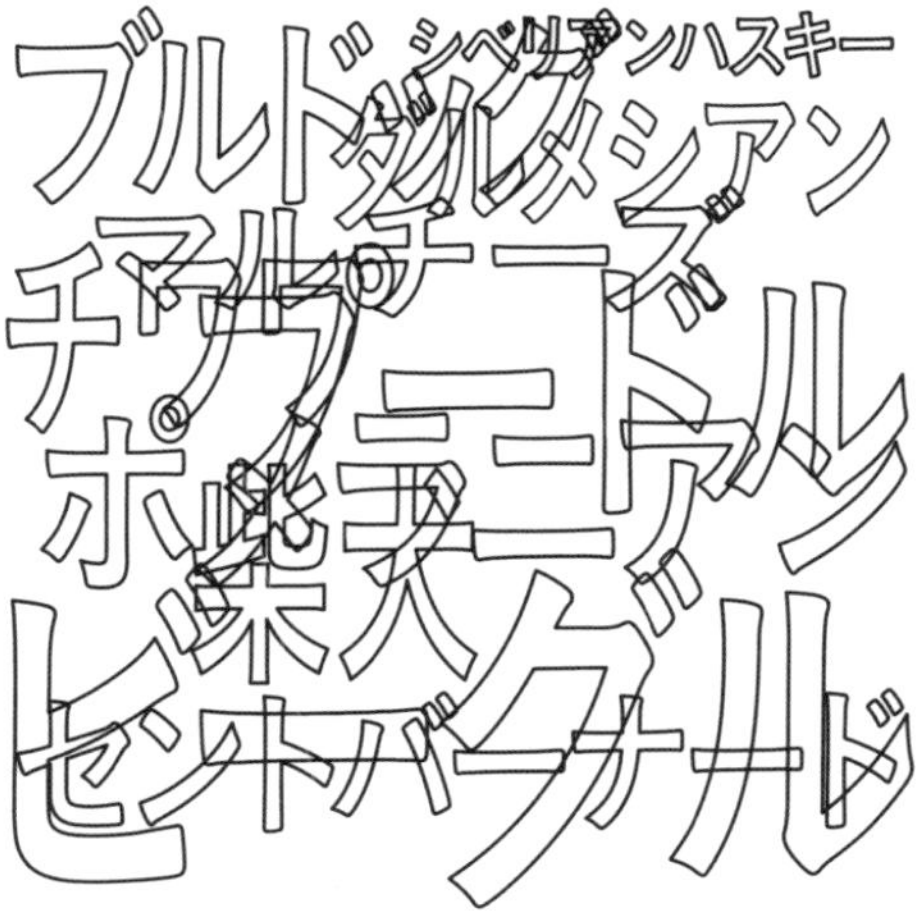

ブルドッグ　チワワ
シベリアンハスキー　プードル
ダルメシアン　ポメラニアン
マルチーズ　セントバーナード
柴犬　ビーグル

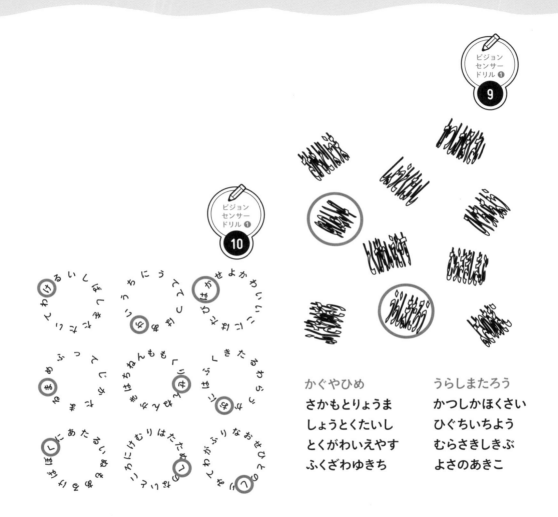

ビジョンセンサードリル❶ 9

かぐやひめ
さかもとりょうま
しょうとくたいし
とくがわいえやす
ふくざわゆきち

うらしまたろう
かつしかほくさい
ひぐちいちよう
むらさきしきぶ
よさのあきこ

ビジョンセンサードリル❶ 10

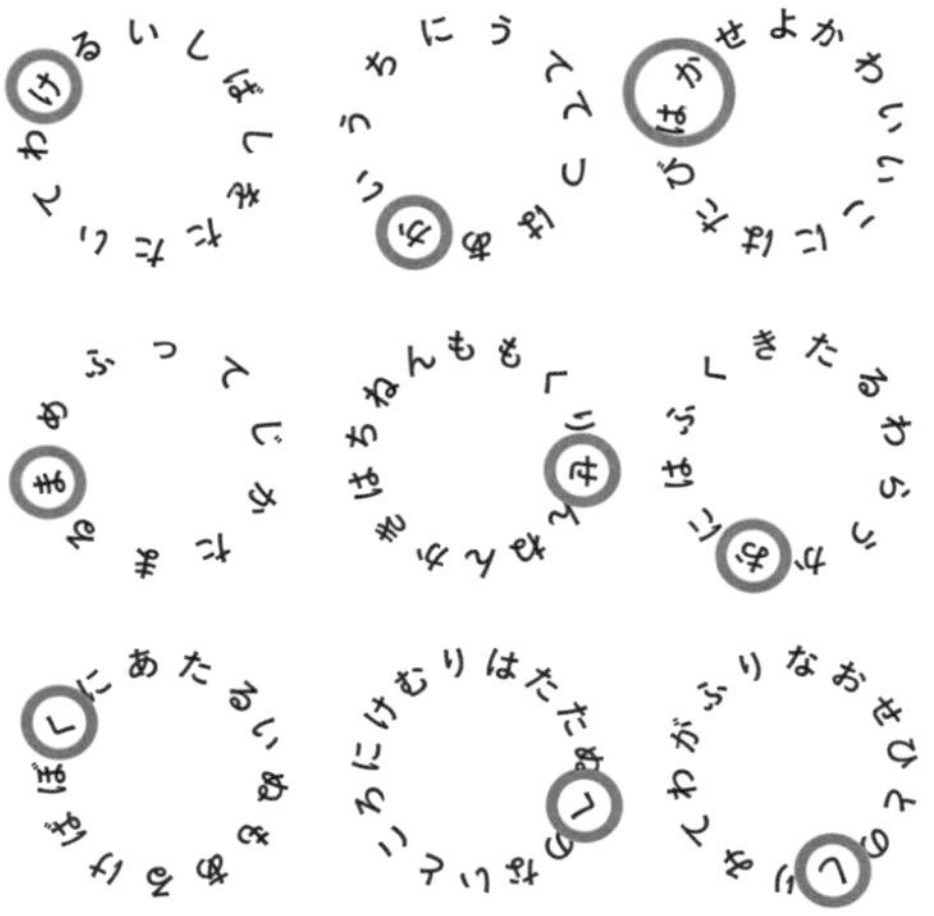

ビジョンセンサードリル❶ 11

さくら›››	3	2	9
みなと›››	7	5	4
あひる›››	1	6	9

50音の行の順番

ビジョンセンサードリル❶ 12

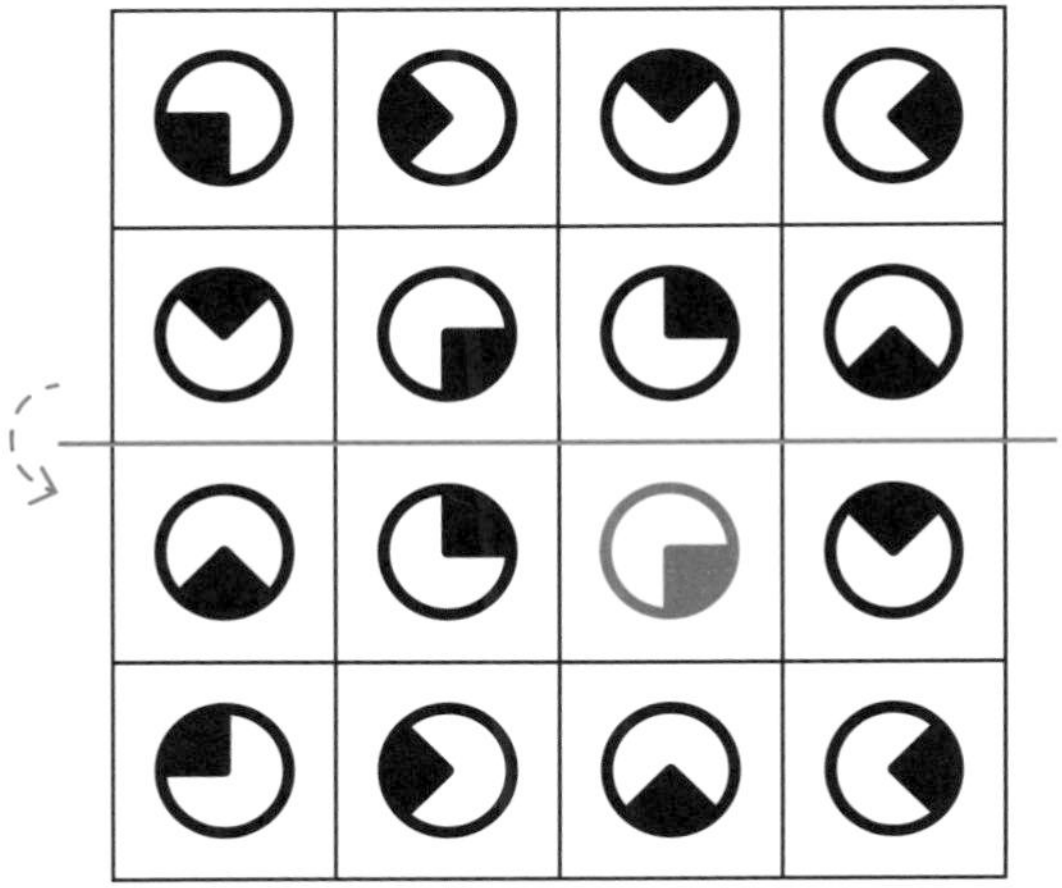

表は上下対称になっており、
半分に折ると図が重なる。

ビジョンセンサードリル❶

13

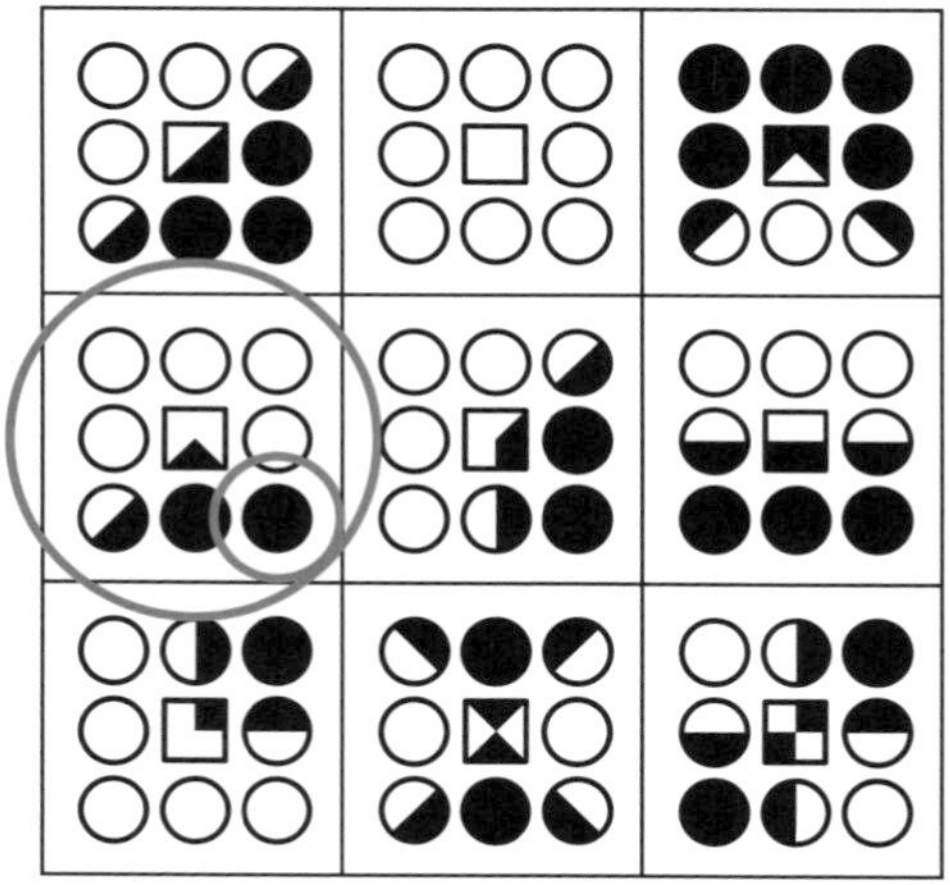

中心の窓から伸びる影の
延長になっていない。

ビジョンセンサードリル❶

14

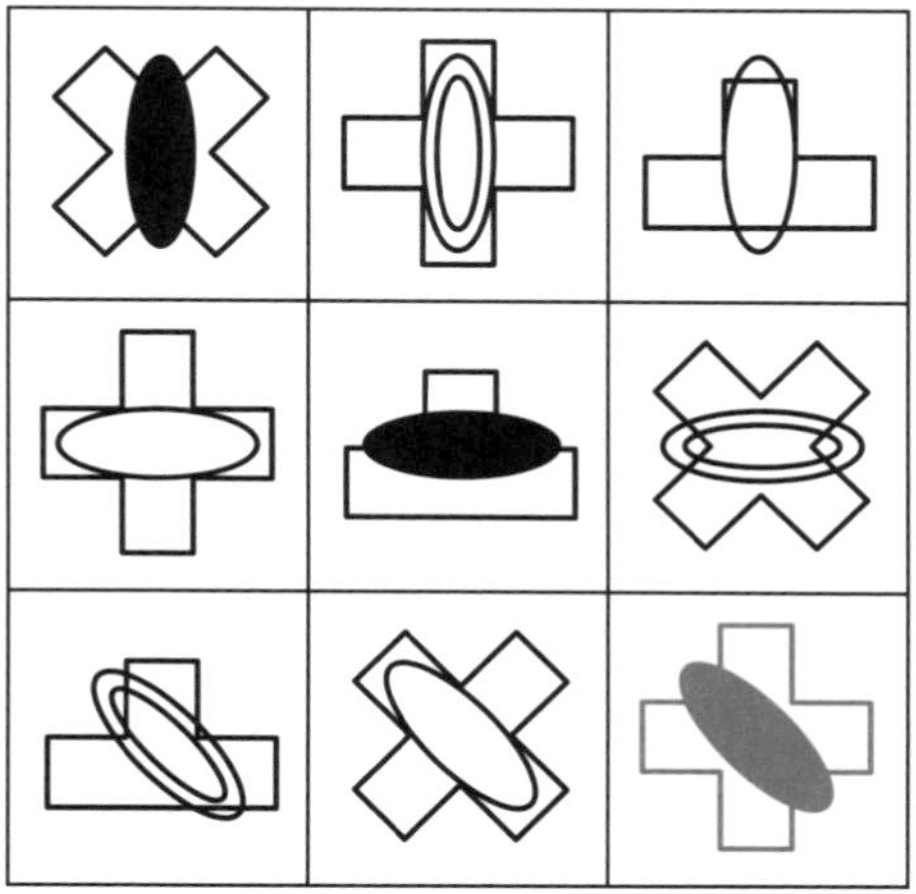

縦列、横列ともに

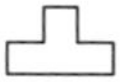と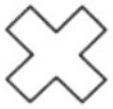と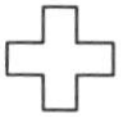がひとつずつ

ととがひとつずつ並んでいる。

ビジョンセンサードリル❶

15

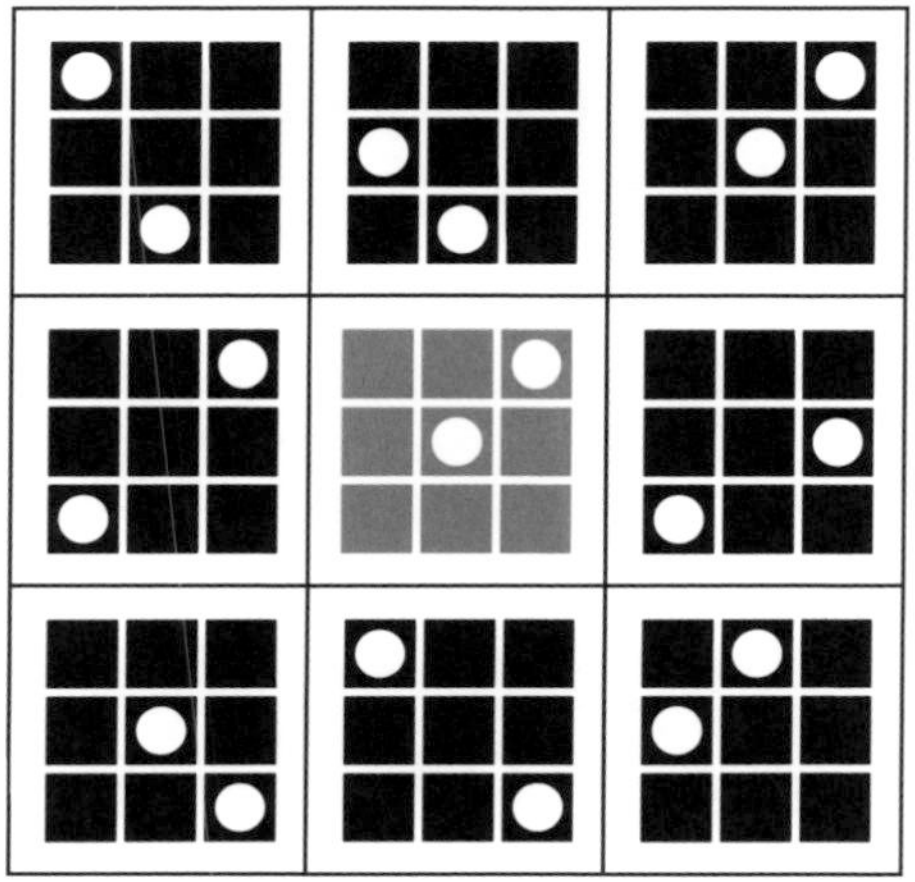

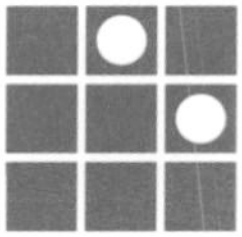

←こちらも正解

縦列、横段ともに2つずつ白い円が配置されている。

ビジョンセンサードリル❷

1

読み方

スタート 黒	白	白	黒
赤	赤	黒	白
黒	赤	白	黒
赤	白	黒	白
白	黒	赤	赤 ゴール

ビジョンセンサードリル❷

2

スタート てる	つぜ	ふじ	えせ
くろ	いすち	ききす	をしぶ
ウヲス	どあを	キミクル	ピタサア
スワケミ	そあぼう	とあざけ	よくぢ れみ
すあべ あす	カメリ ウセ	えどぜ やえ	キチテ メル ゴール

ビジョンセンサードリル❷

3

スタート ちく	えむ	きぶ	ねす
るき	きちつ	しすむ	エシグ
いきる	チビサ	ぢあわ	ちみのぐ
けてすち	するなる	てもくる	ビウカ ルア
ケルセ ミセ	せぼる ぢう	いもい ぎる	そあぺ えく ゴール

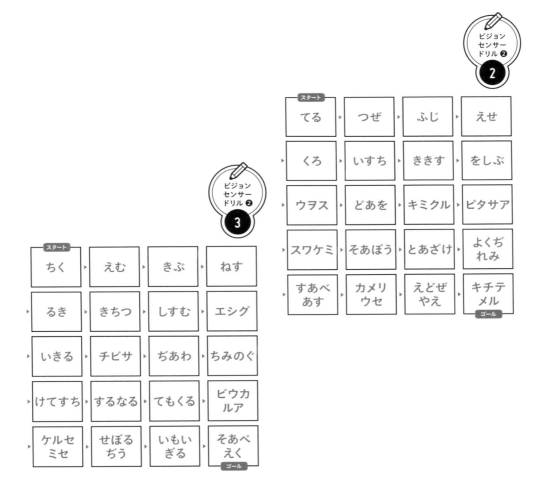

ビジョンセンサードリル❷
4

勝ち

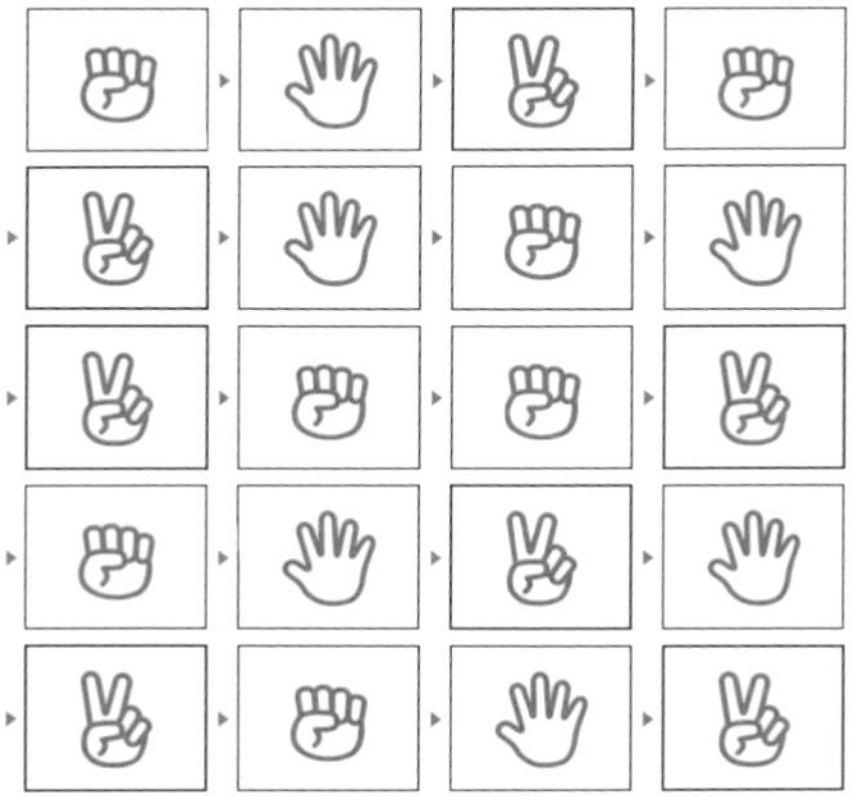

負け

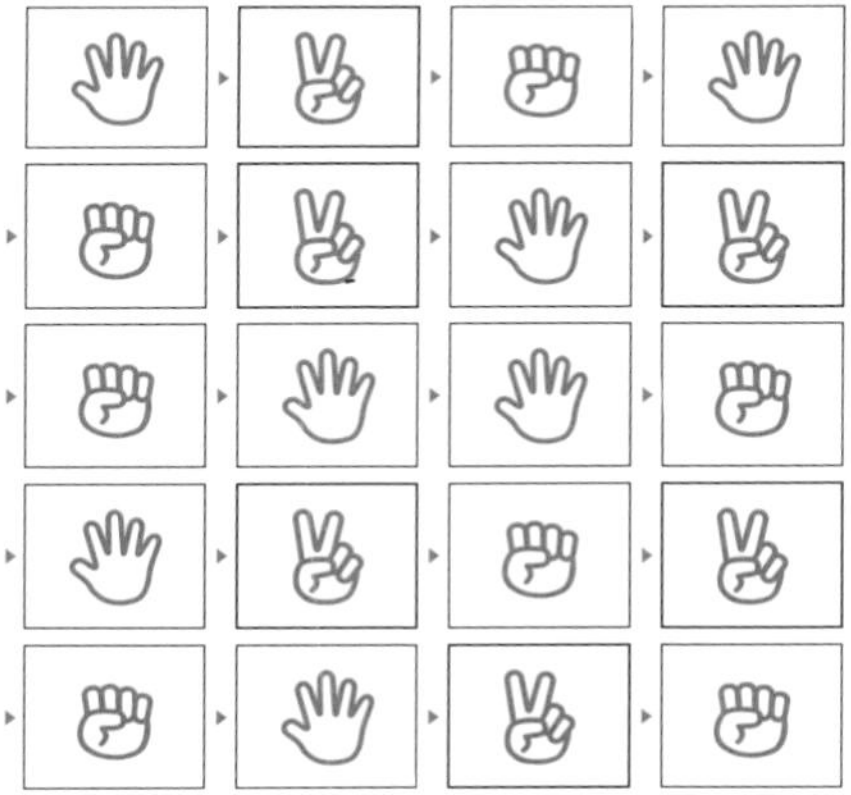

ビジョンセンサードリル❷
5

右手

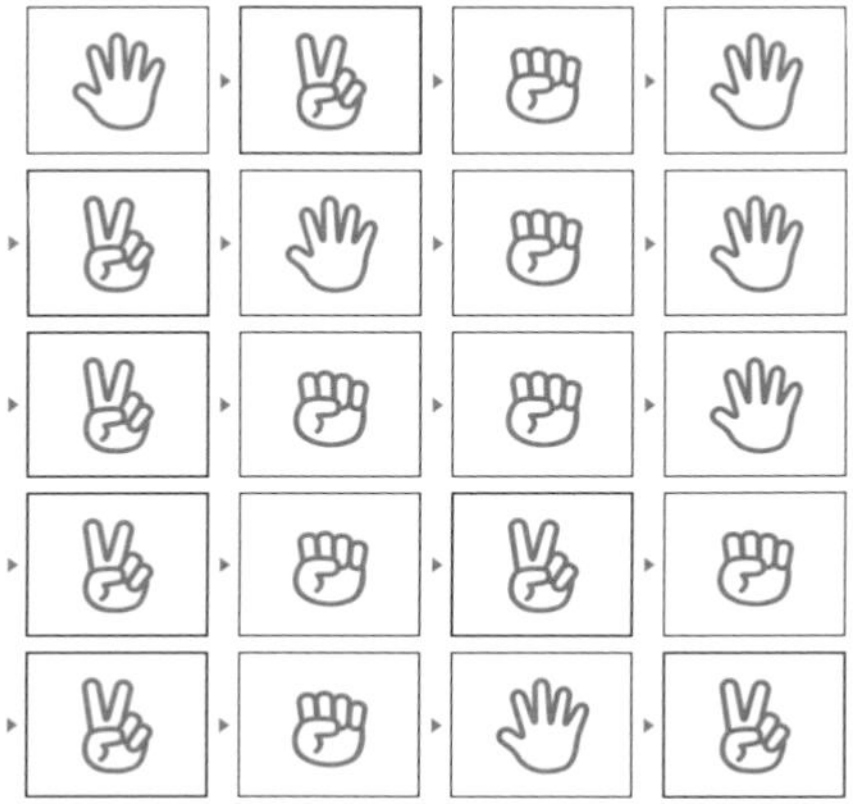

左手

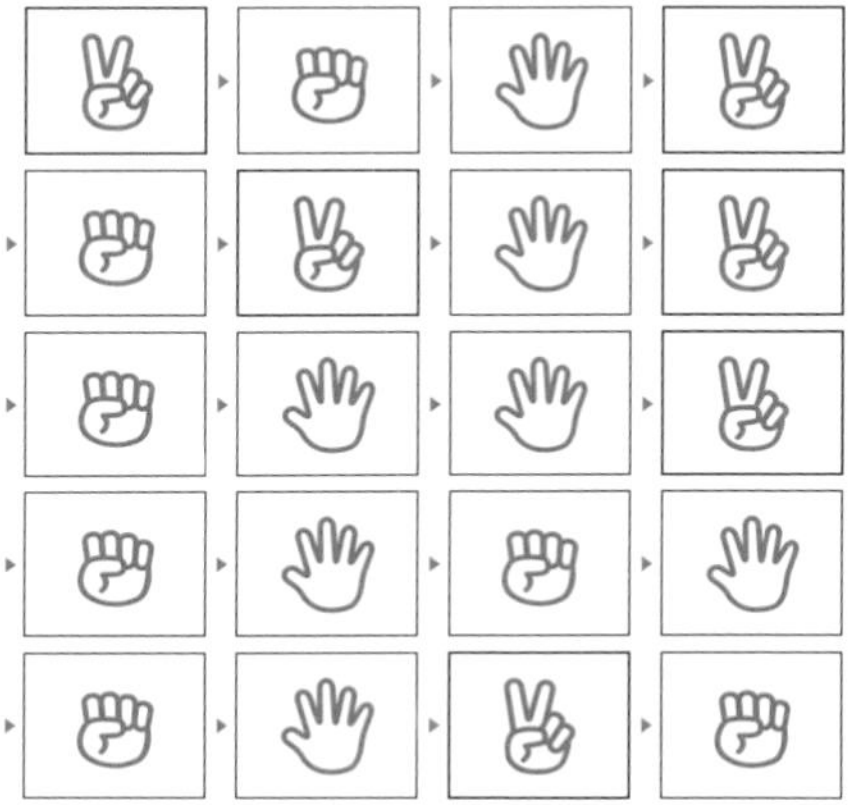

ビジョン
センサー
ドリル ❷
7

10 ×5 枚

5 ×3 枚

1 ×4 枚

69円

ビジョン
センサー
ドリル ❷
6

500 ×1 枚

100 ×2 枚

50 ×2 枚

10 ×3 枚

5 ×1 枚

1 ×6 枚

841円

ビジョンセンサードリル❷ 9

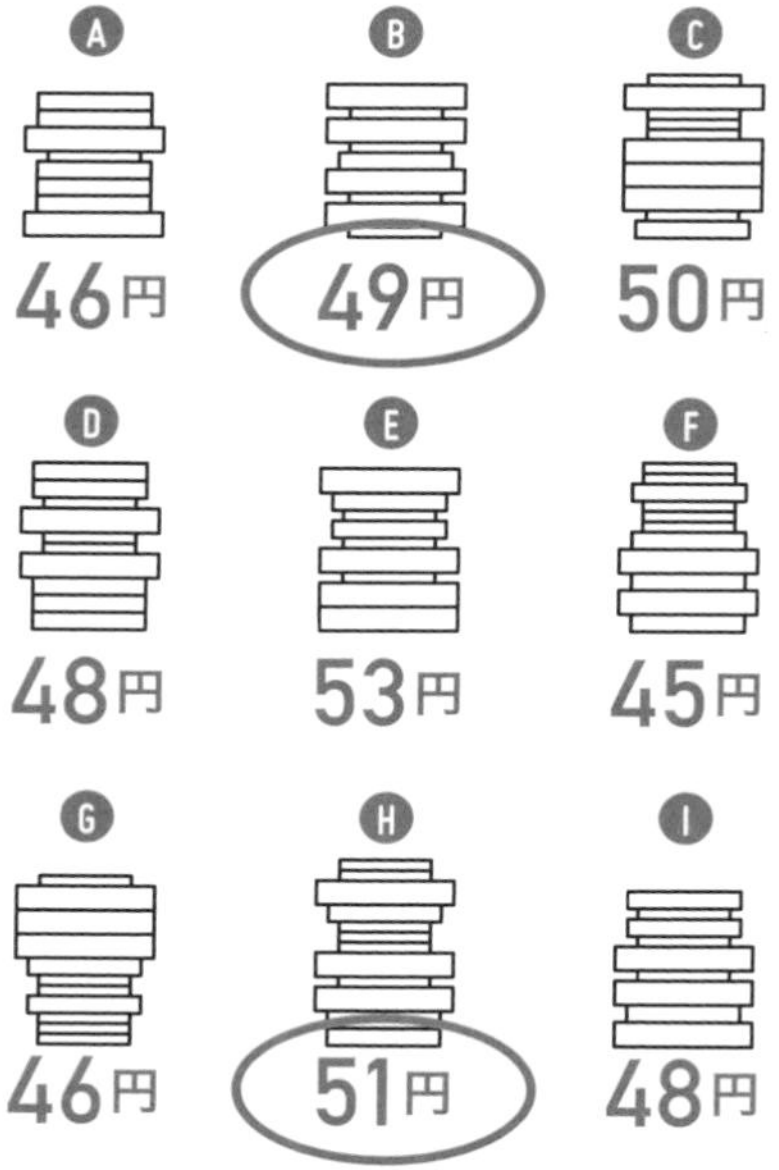

BとH

ビジョンセンサードリル❷ 8

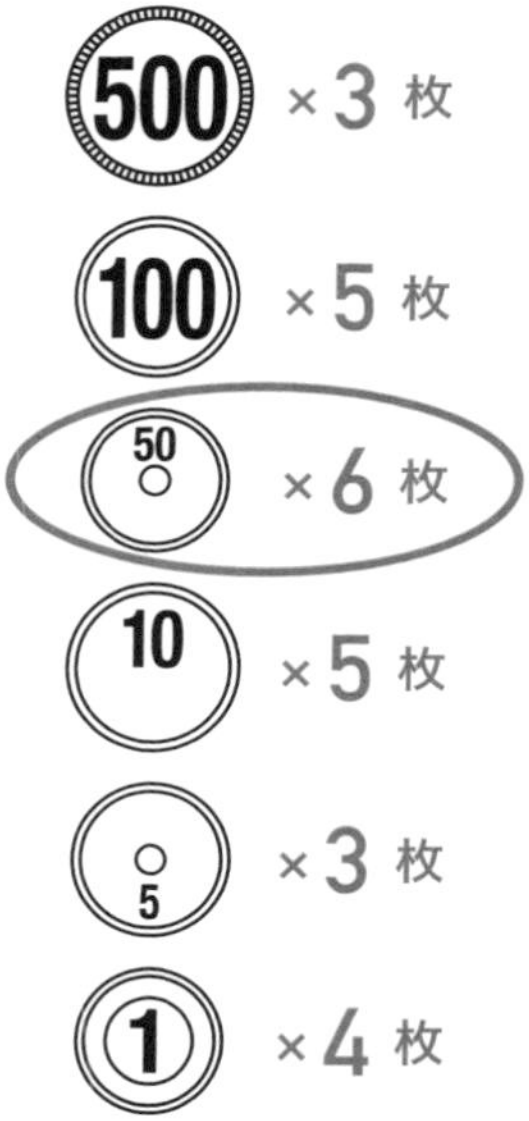

300円

※あくまでも解答例です。他の答えになってもかまいません。

ビジョンセンサードリル❷ 10

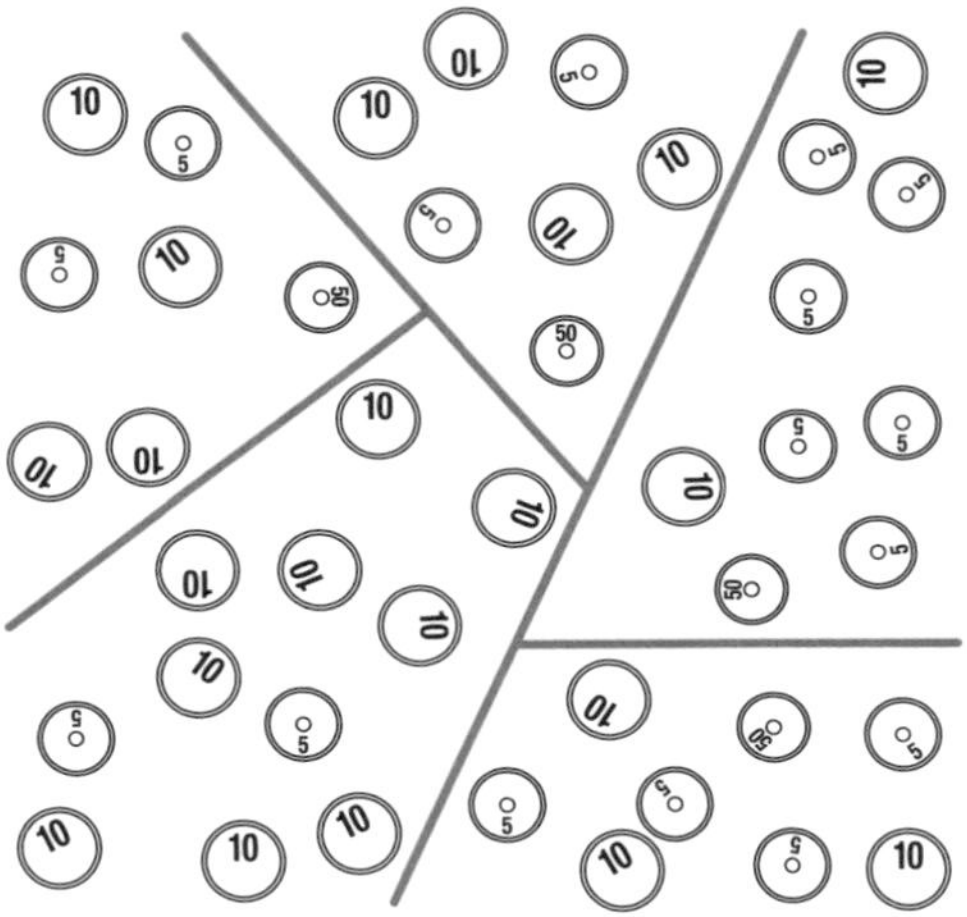

ビジョンセンサードリル❷ 11

△ ＝12 個	□ ＝11 個	○ ＝10 個

ビジョンセンサードリル❷ 12

△＝10個	□＝9個	○＝7個	✚＝6個

ビジョンセンサードリル❷ 13

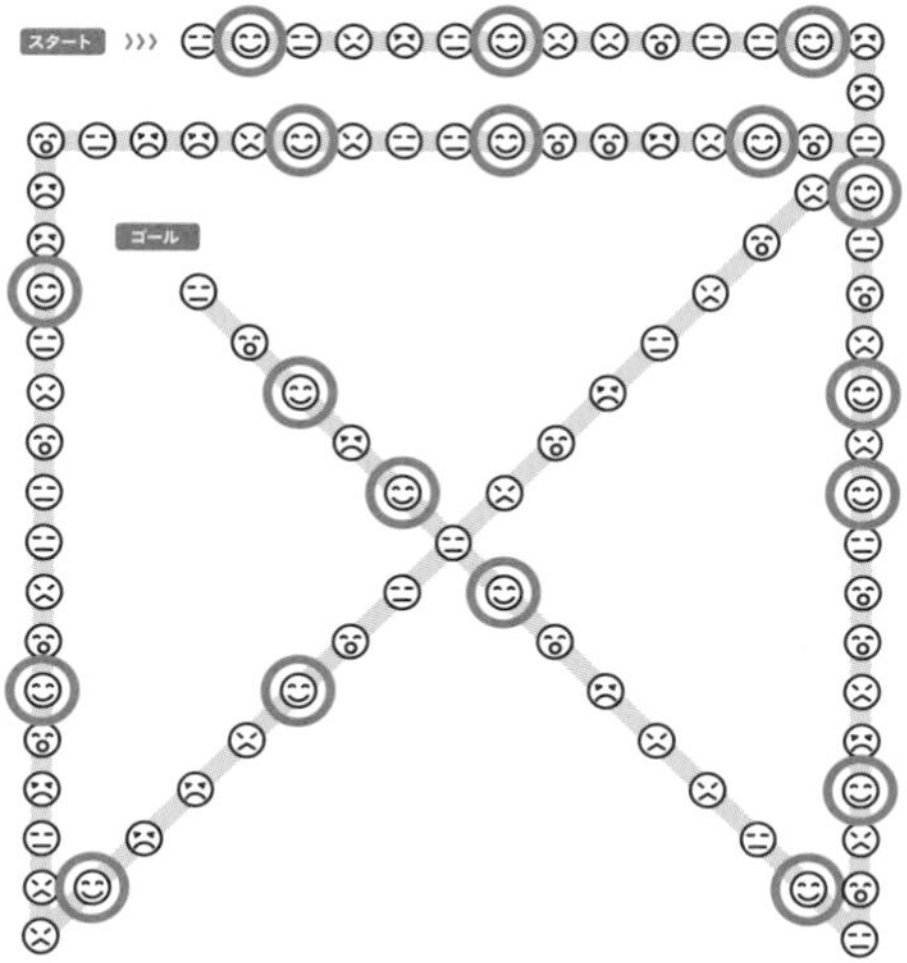

18個

22本

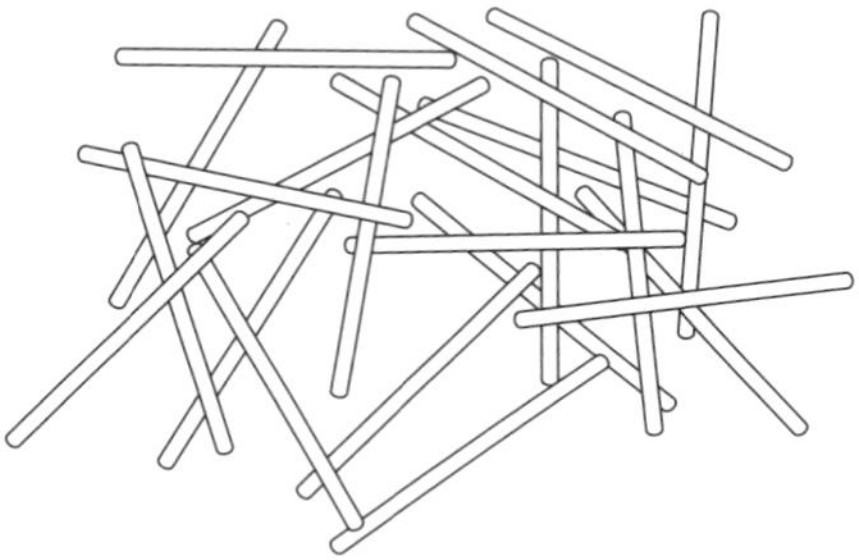

ビジョン
センサー
ドリル ❷
14

11本

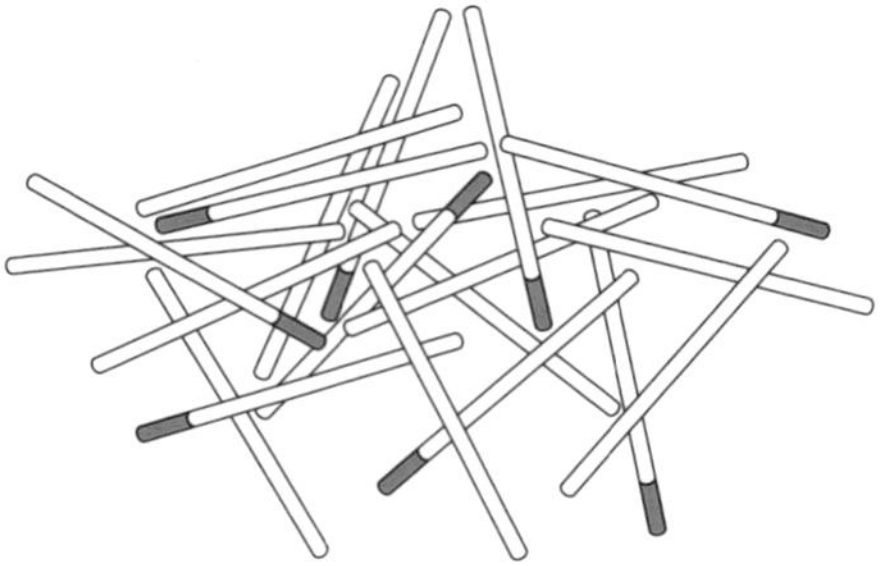

ビジョン
センサー
ドリル ❷
15

2章

探知
センサードリル

探知センサードリル

1

隠れている言葉を探す

表のなかにそれぞれのお題に関する言葉が隠れています。できるだけ早く見つけてください。文字を読む方向は上から下、左から右の2方向のみです。

例題 表のなかに隠れている「くだものの名前」を10個見つけてください。

ガ	ー	リ	ン	ゴ	ク	ド	オ	キ	ヅ	パ
キ	ヒ	ボ	パ	ブ	ニ	ソ	ナ	シ	ゾ	ザ
ロ	イ	フ	ァ	ド	ア	カ	ワ	ル	メ	ル
ギ	チ	ク	ヘ	ウ	ド	ゥ	テ	ビ	コ	サ
レ	ゴ	リ	ゾ	モ	タ	ト	パ	ョ	ッ	ペ
メ	デ	ス	リ	ン	マ	ン	コ	パ	サ	ハ
ロ	ギ	タ	パ	イ	ナ	ッ	プ	ル	ク	オ
ン	ベ	ル	ト	レ	ヤ	ョ	ボ	ス	ラ	ミ
モ	モ	グ	オ	ヤ	バ	ガ	ヨ	イ	ン	カ
ケ	ナ	ブ	ル	ー	ベ	リ	ー	メ	ボ	ン

ガ	ー	リ	ン	ゴ	ク	ド	オ	キ	ヅ	パ
キ	ヒ	ボ	パ	ブ	ニ	ソ	ナ	シ	ゾ	ザ
ロ	イ	フ	ァ	ド	ア	カ	ワ	ル	メ	ル
ギ	チ	ク	ヘ	ウ	ド	ゥ	テ	ビ	コ	サ
レ	ゴ	リ	ゾ	モ	タ	ト	パ	ョ	ッ	ペ
メ	デ	ス	リ	ン	マ	ン	コ	パ	サ	ハ
ロ	ギ	タ	パ	イ	ナ	ッ	プ	ル	ク	オ
ン	ベ	ル	ト	レ	ヤ	ョ	ボ	ス	ラ	ミ
モ	モ	グ	オ	ヤ	バ	ガ	ヨ	イ	ン	カ
ケ	ナ	ブ	ル	ー	ベ	リ	ー	メ	ボ	ン

探知センサードリル

2

見方を変えて文章を読む

文章のなかに、お題に関する言葉が5つ隠れています。句読点やかぎかっこを無視しながら文章を読み、隠れた言葉をできるだけ早く、すべて見つけてください。

例題 文章のなかに「飲みものの名前」が5つ隠れています。句読点や、「」は省き、漢字をひらがなに直して見つけてください。

母はとにかく慌ただしい。「今日は宅配便が来るわ。印鑑出しておかないと。あ、この前なくしたんだった。あとでいっしょに買いに行こう。ちゃんと家計簿終わらせてからね」こちらを見ずにそういうと家計簿を見て「ここ合ってるはずなのに数字が合わないわ」と悩み始めた。するとインターホンが鳴り、友人の丹波さんが訪ねてきた。「丹さん、スイカ食べていかない?」おいおい、家計簿と印鑑はどうするの。

母はとにかく慌ただしい。「今日は宅配便が来るわ。印鑑出しておかないと。あ、この前なくしたんだった。あとでいっしょに買いに行こう。ちゃんと家計簿終わらせてからね」こちらを見ずにそういうと家計簿を見て「ここ合ってるはずなのに数字が合わないわ」と悩み始めた。するとインターホンが鳴り、友人の丹波さんが訪ねてきた。「丹さん、スイカ食べていかない?」おいおい、家計簿と印鑑はどうするの。

わいん　こうちゃ
みず　ここあ
たんさんすい

探知センサードリル ❶

1

表のなかに隠れている「文房具の名前」を10個見つけてください。読む方向は上から下、左から右です。

す	る	ぼ	ー	る	ぺ	ん	げ	や	き	お
や	が	せ	い	が	た	こ	ん	ぱ	す	と
ま	ぶ	ろ	は	ほ	の	く	お	か	め	く
な	ん	は	し	に	ー	そ	に	ぺ	あ	し
し	ど	ん	ず	ず	と	ぬ	ご	や	ひ	ま
ぞ	き	て	か	っ	た	ー	え	ん	ぴ	つ
は	や	ー	か	く	り	へ	あ	じ	し	む
さ	ま	ぷ	ざ	け	げ	ま	ぐ	ょ	ま	し
み	ぐ	い	ば	ら	き	ん	ば	う	め	ゃ
じ	ょ	ほ	ち	き	す	お	き	ぎ	わ	く

探知センサードリル❶

2

表のなかに隠れている「海がない県の名前」を8つ見つけてください。読む方向は上から下、左から右です。

す	さ	し	お	ろ	ま	す	げ	や	き	お
や	が	と	ち	ぎ	た	ち	し	が	か	か
を	や	ぞ	は	ほ	ふ	く	お	か	め	や
な	ま	そ	し	に	な	そ	あ	ぺ	あ	ま
ん	な	む	ず	ず	が	ぬ	い	や	な	ま
ぞ	し	く	さ	わ	の	じ	ち	れ	ら	ち
か	や	け	い	く	り	へ	あ	ま	し	む
ゆ	あ	き	た	け	ぐ	ん	ま	と	ま	し
ご	ぐ	い	ま	ら	き	ん	ば	た	ぐ	ゃ
じ	ょ	う	に	で	ぎ	お	き	な	ぎ	ふ

探知センサードリル❶

3

表のなかから「✊✌✋」の順に並んだ3マスを10個見つけてください。並び順は上から下、左から右の方向です。

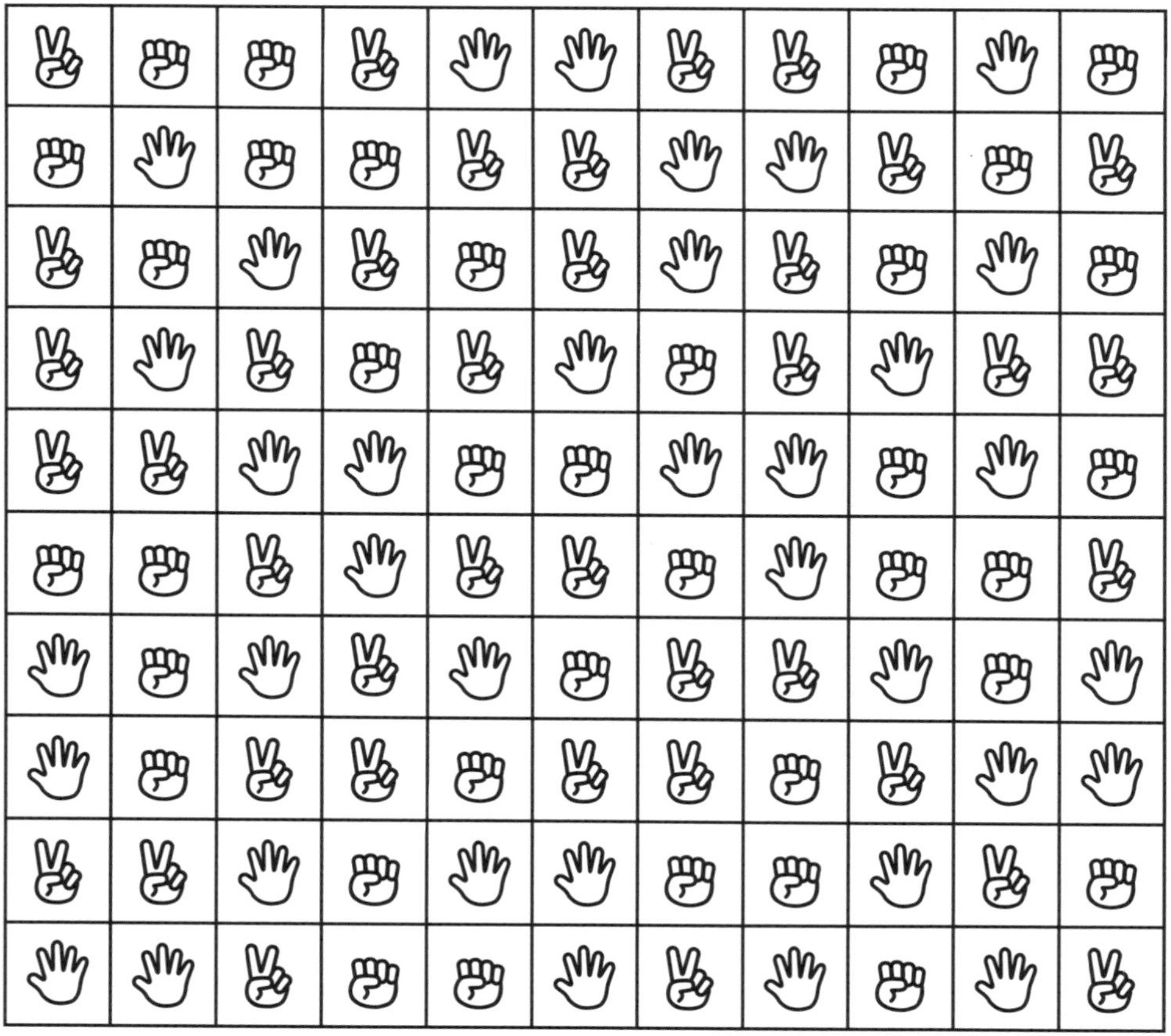

探知センサードリル ❶

4

表のなかから「東西南北」の順に並んだ4マスを10個見つけてください。並び順は上から下、左から右の方向です。

北	西	南	東	南	西	東	西	南	北	東
東	東	北	西	東	北	西	南	北	東	西
東	北	西	南	北	南	東	東	西	南	北
西	南	東	北	東	東	西	北	北	東	東
南	西	西	南	西	西	南	東	北	南	西
北	東	南	西	南	東	北	西	東	西	南
南	西	北	南	東	西	南	北	北	西	北
北	東	西	南	北	東	北	南	北	東	西
西	南	北	東	東	西	南	北	西	南	東
東	北	東	西	西	南	北	西	南	北	北

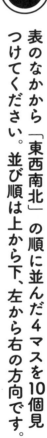

探知センサードリル❷

1

文章のなかに「顔のパーツの名前」が5つ隠れています。句読点や、「」は省き、漢字をひらがな、カタカナに直して見つけてください。

まゆこは最近体操を習い始めた。母がある日、体操教室に約束の時間に迎えに行くと「あ、5時か、でもあと少しだけ。バク転ができるようになったから見て」といいに来た。数日でできるわけないと、はなから期待していなかったが見事に成功。周りからも「ほお〜、これはすごい」と驚きの声が漏れた。

探知センサードリル ❷

2

文章のなかに「12星座の名前」が5つ隠れています。句読点や、「 」は省き、漢字をひらがな、カタカナに直して見つけてください。

高校に入ると弟は空手部に加入した。最初はルールもわからず右往左往していたが「空手だけしていてぇ」と、すぐに夢中になった。たくさんの練習や、ぎっちり詰まった試合をこなすうちにどんどん上達し、今では手刀でビール瓶の首を蓋ごとたたき割ることができるようになった。

探知センサードリル❷

3

文章のなかに「調味料の名前」が5つ隠れています。句読点や、「」は省き、漢字をひらがな、カタカナに直して見つけてください。

もし、音がして田中さんがこちらを見そうな気配がしたときは顔をそむけるようにしている。なぜなら目が合うといつも仕事を押しつけてくるからだ。「佐藤さん、パソコン入力得意でしょう?」指先で資料をこちらに押しつけてくる。「僕のパソコン故障しちゃって」うそつけ。そんなにいつもいつも壊れるわけないだろう。

探知センサードリル❷

4

文章のなかに「方角を示す言葉」が5つ隠れています。句読点や、「」は省き、漢字をひらがな、カタカナに直して見つけてください。

いつかはマイホームを持つのが夢で、それも一戸建てにしたい。でもなんせ今はお金がないので貯金中だ。もっぱら休みの日は参考のためにいろんな住宅街を見て回っている。今日見にいったのは高級住宅街で至るところに盗難等に注意の看板が出ていた。高級住宅街だけにみな魅力的な家ばかりだった。日が沈むぎりぎりまで粘ってから家に帰った。

探知センサードリルの答え

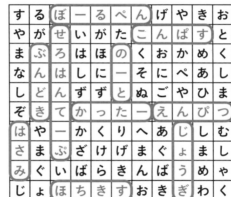

探知センサードリル❶ 1

す	る	ぼ	ー	る	ぺ	ん	げ	や	き	お
や	が	せ	い	が	た	こ	ん	ぱ	す	と
ま	ぶ	ろ	は	ほ	の	く	お	か	め	く
な	ん	は	し	に	ー	そ	に	ぺ	あ	し
し	ど	ん	ず	ず	と	ぬ	ご	や	ひ	ま
ぞ	き	て	か	っ	た	ー	え	ん	ぴ	つ
は	や	ー	か	く	り	へ	あ	じ	し	む
さ	ま	ぷ	ざ	け	げ	ま	ぐ	ょ	ま	し
み	ぐ	い	ば	ら	き	ん	ば	う	め	ゃ
じ	ょ	ほ	ち	き	す	お	き	ぎ	わ	く

探知センサードリル❶ 2

す	さ	し	お	ろ	ま	す	げ	や	き	お
や	が	と	ち	ぎ	た	ち	し	が	か	か
を	や	ぞ	は	ほ	ふ	く	お	か	め	や
な	ま	そ	し	に	な	そ	あ	ぺ	あ	ま
ん	な	む	ず	ず	が	ぬ	い	や	な	ま
ぞ	し	く	さ	わ	の	じ	ち	れ	ら	ち
か	や	け	い	く	り	へ	あ	ま	し	む
ゆ	あ	き	た	け	ぐ	ん	ま	と	ま	し
ご	ぐ	い	ま	ら	き	ん	ば	た	ぐ	ゃ
じ	ょ	う	に	で	ぎ	お	き	な	ぎ	ふ

解答 >>>　※他の答えを見つけた場合もテーマに合っていれば正解です。

探知センサードリル ❶ 3

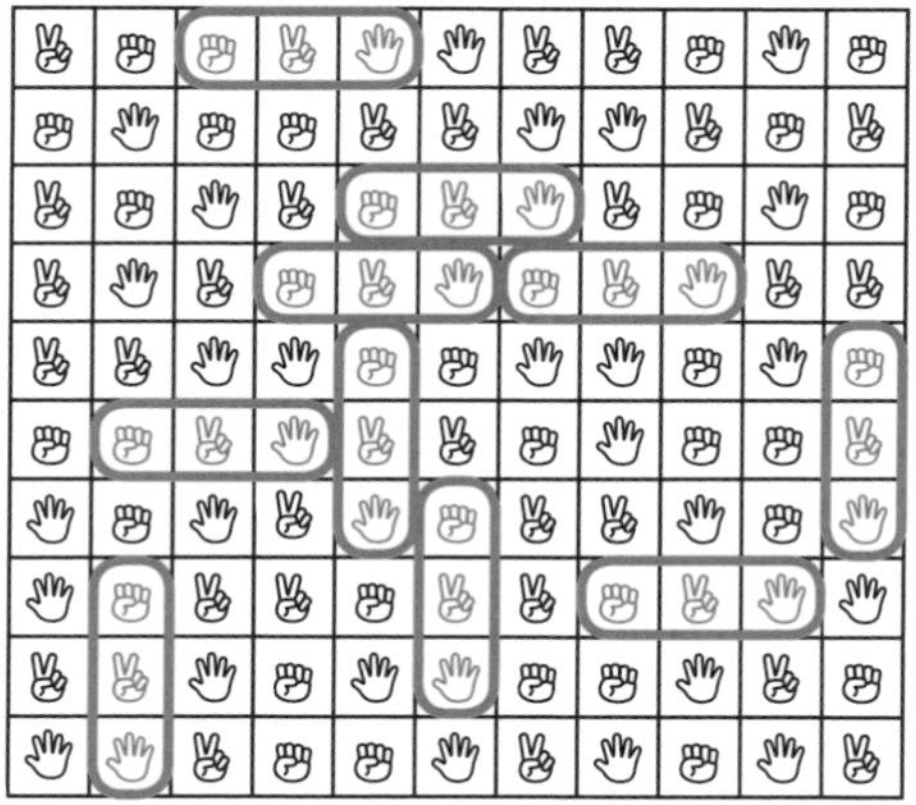

探知センサードリル ❶ 4

北	西	南	東	南	西	東	西	南	北	東
東	東	北	西	東	北	西	南	北	東	西
東	北	西	南	北	南	東	東	西	南	北
西	南	東	北	東	東	西	北	北	東	東
南	西	西	南	西	西	南	東	北	南	西
北	東	南	西	南	東	北	西	東	西	南
南	西	北	南	東	西	南	北	北	西	北
北	東	西	南	北	東	北	南	北	東	西
西	南	北	東	東	西	南	北	西	南	東
東	北	東	西	西	南	北	西	南	北	北

探知センサードリル❷

1

まゆこは最近体操を習い始めた。母がある日、体操教室に約束の時間に迎えに行くと「あ、5時か、でもあと少しだけ。バク転ができるようになったから見て」といいに来た。数日でできるわけないと、はなから期待していなかったが見事に成功。周りからも「ほお〜、これはすごい」と驚きの声が漏れた。

まゆ　ひたい　あご
はな　ほお

探知センサードリル❷

2

高校に入ると弟は空手部に加入した。最初はルールもわからず右往左往していたが「空手だけしていてぇ」と、すぐに夢中になった。たくさんの練習や、ぎっちり詰まった試合をこなすうちにどんどん上達し、今では手刀でビール瓶の首を蓋ごとたたき割ることができるようになった。

かに　うお　いて
やぎ　ふたご

探知センサードリル❷ 3

もし、音がして田中さんがこちらを見そうな気配がしたときは顔をそむけるようにしている。なぜなら目が合うといつも仕事を押しつけてくるからだ。「佐藤さん、パソコン入力得意でしょう?」指先で資料をこちらに押しつけてくる。「僕のパソコン故障しちゃって」うそつけ。そんなにいつもいつも壊れるわけないだろう。

しお　みそ　さとう
しょうゆ　こしょう

探知センサードリル❷ 4

いつかはマイホームを持つのが夢で、それも一戸建てにしたい。でもなんせ今はお金がないので貯金中だ。もっぱら休みの日は参考のためにいろんな住宅街を見て回っている。今日見にいったのは高級住宅街で至るところに盗難等に注意の看板が出ていた。高級住宅街だけにみな魅力的な家ばかりだった。日が沈むぎりぎりまで粘ってから家に帰った。

にし　なんせい　とうなんとう
みなみ　ひがし

コラム

大人のマネをする子は記憶力の芽がぐんぐん伸びる

子どもたちはたびたび、信じられないほどの記憶力を発揮して電車の型式やキャラクターの名前などを覚えては大人を驚かせます。そんなすごい記憶力のカギを握るのは好奇心。脳は、感情を伴った情報を強く記憶に刻み込む性質があるため、好奇心が刺激されワクワクした気持ちになると、自然と記憶に残ります。

好奇心を伸ばすために特に有効だと感じるのは、大人のマネをできる環境をつくることです。経営する塾で子どもたちと接していても、親が読んでいる本をマネして読んでいる子や大人といっしょに勉強する子は好奇心をぐんぐん伸ばしていくのが明らかです。「それはまだ子どもには難しいよ」といいたくなるときもありますが、ぐっとこらえて好奇心を育てましょう。

本書も親子でいっしょに解くなどして、ぜひご活用ください。幸せなことに生徒が喜んで記憶力ドリルに取り組んでいる、というお話も小学校の先生からたくさんいただきます。知らない漢字を辞書で調べながら取り組むのもいいでしょう。このドリルが子どもたちの脳を育むことにつながれば、これほどうれしいことはありません。

3 章

分類センサードリル

分類センサードリル

1 カテゴリー分けをする

それぞれのお題で、言葉や図を分類します。
できるだけ早く分類し、当てはまるものを見つけてください。

例題 25個のアルファベットのうち、縦または横半分に折ったときピッタリ重ならないものを見つけてください。

A	B	C	E	F
L	J	I	H	G
M	N	O	P	Q
V	U	T	S	R
W	X	Y	Z	D

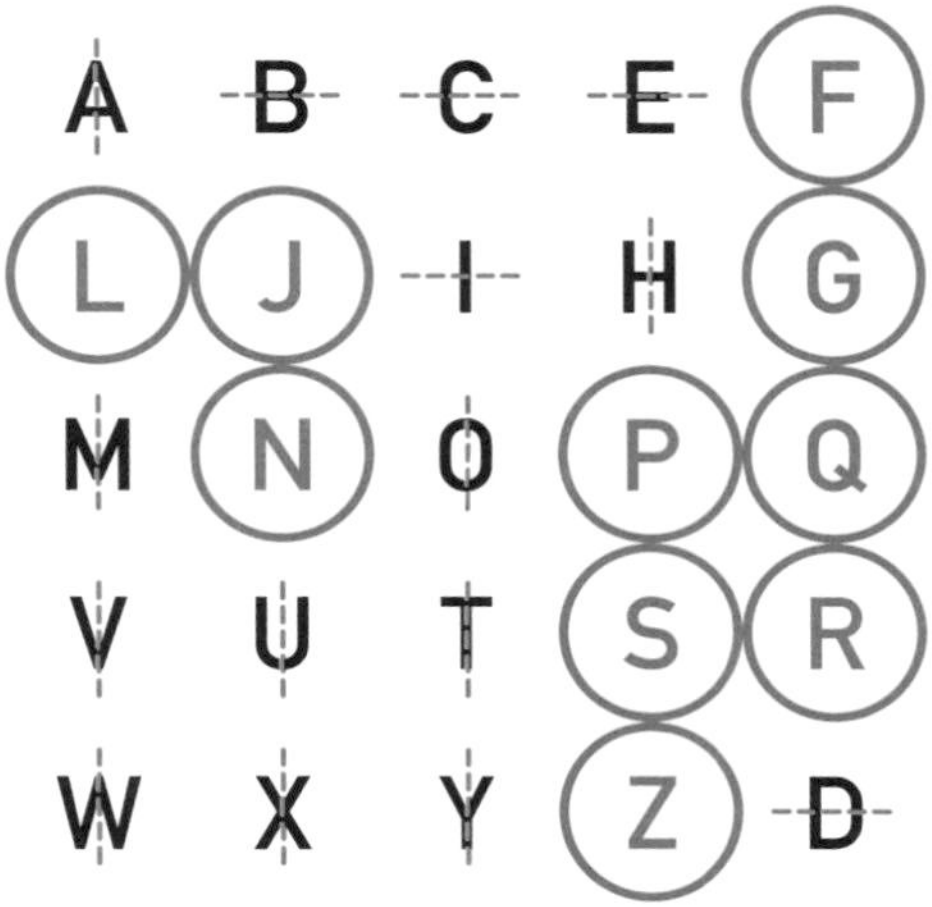

分類センサードリル

2

共通点を探し出す

各グループには共通点があります。共通する条件や、共通して入る言葉を見つけてください。

例題　3つの熟語の□には、同じ漢字が入ります。入る漢字を考えてください。

□球	□術
□面	苦□
□酒	握□
［　　］	［　　］

地球	手術
地面	苦手
地酒	握手
地	手

分類センサードリル ❶

1

25個の漢字のうち、左右半分に折ったときだけピッタリ重なる漢字はいくつあるでしょう。

ヒント 上下半分や斜め半分に折ったとき、ピッタリ重なるものに注意！

日	田	旦	一	昌
山	旧	亜	由	米
口	申	車	亘	目
土	十	工	巨	出
王	干	臣	中	回

分類センサードリル❶

2

25個の絵のうち、半分に折ったときピッタリ重ならないものはいくつあるでしょう。

ヒント　**縦や横だけでなく、斜めに折ってもかまいません。**

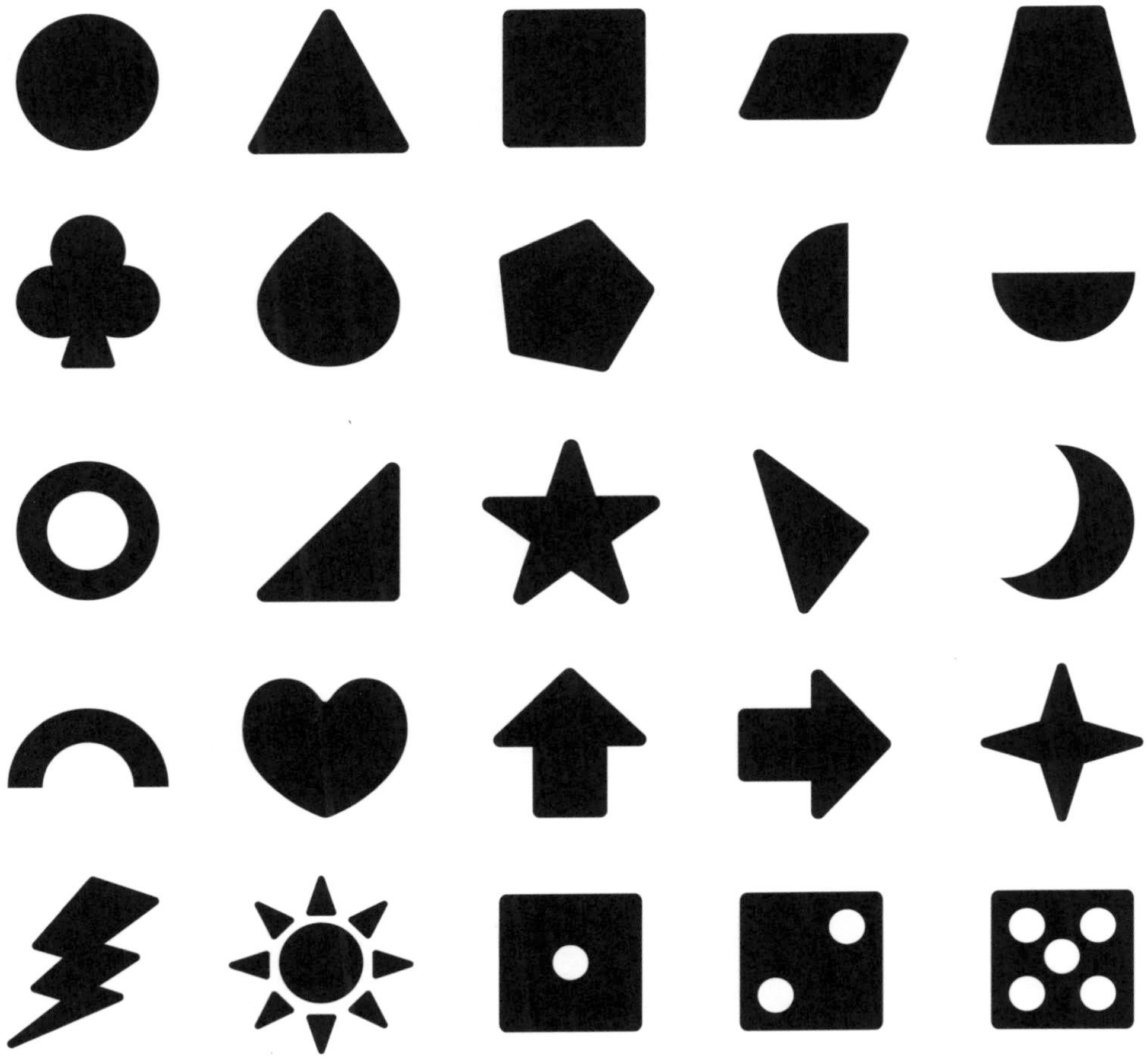

3

25個の絵のうち、半分に折ったときピッタリ重ならないものはいくつあるでしょう。

ヒント　縦や横だけでなく、斜めに折ってもかまいません。

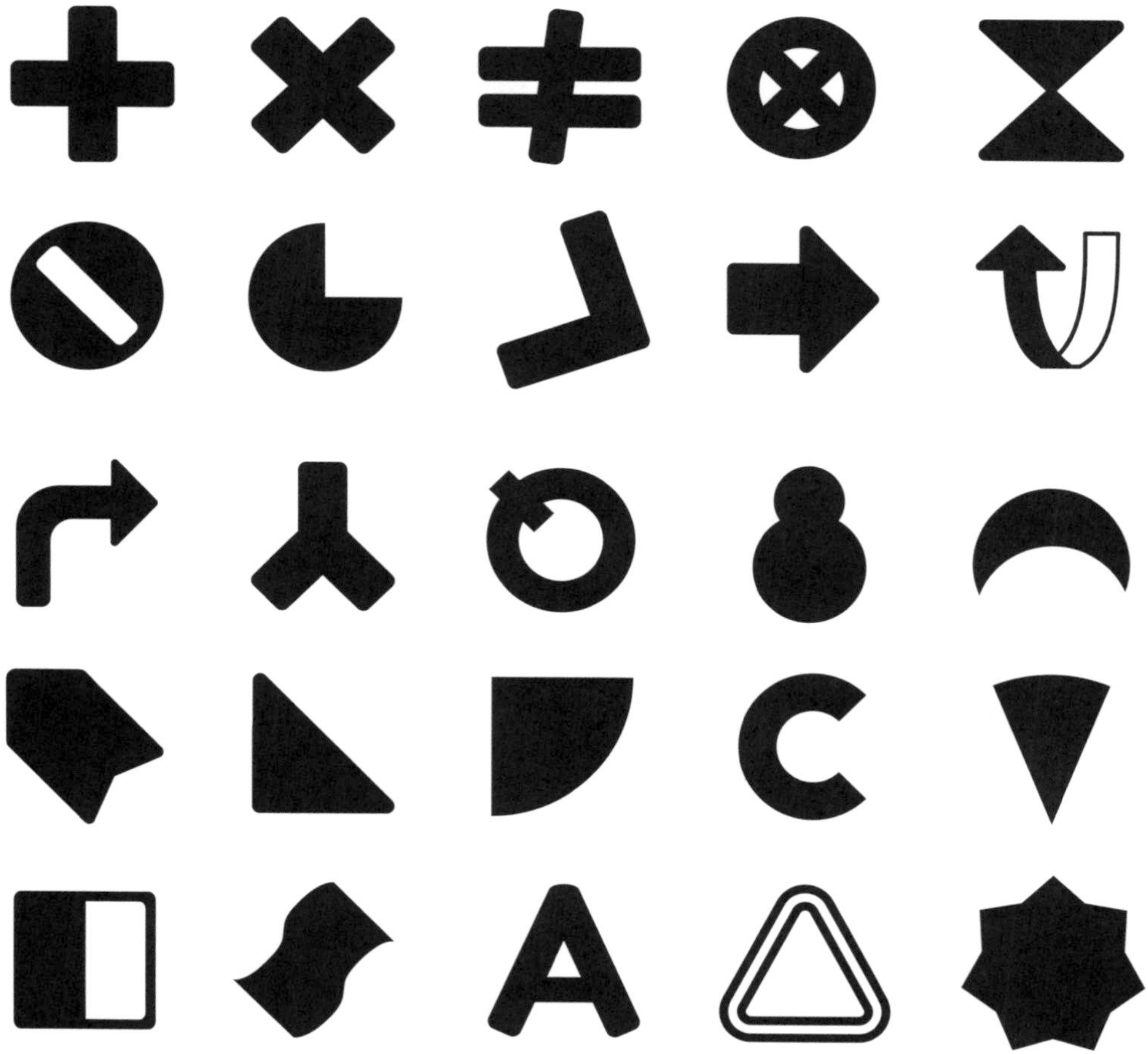

分類センサードリル ❶

4

25個の絵のうち、180°回転させたときに
もとの形と変わらないものはいくつあるでしょう。

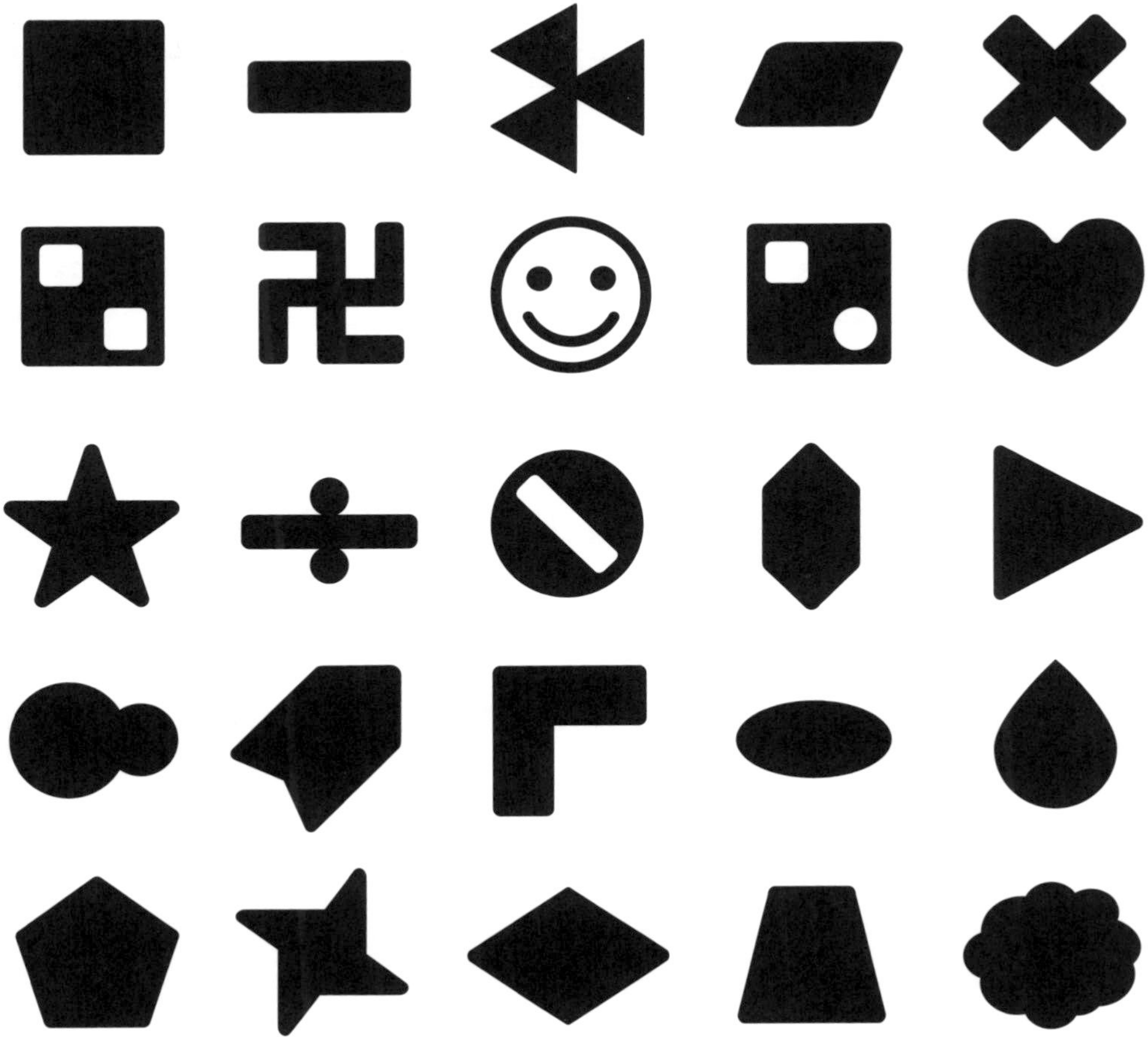

分類センサードリル❷

1

4つの熟語の□には、同じ漢字が入ります。入る漢字を考えてください。

月□　□頃
意□　□学

❶

□先　□運
不□　行□

❷

談□　□顔
一□　□止

❸

安□　肝□
□得　□配

❹

学□　□業
眼□　□量

❺

□西　大□
□税　機□

❻

分類センサー
ドリル ❷

2

□に共通して入る漢字を2つ考えてください。

□績　□務

❶

聖□　□災

❷

都□　□計

❸

再□　出□

❹

適□　□意

❺

天□　□中

❻

分類センサードリル❷

3

四字熟語内の□にはそれぞれ別の漢字が入ります。
四字熟語を2つ完成させてください。

自□自□

❶

全□全□

❷

相□相□

❸

一□一□

❹

不□不□

❺

無□無□

❻

分類センサードリル❷

4

3つの慣用句の□には同じ漢字が入ります。入る漢字を考えてください。

□が回る
□を出す
□をまく

❶

□が高い
□につく
□をあかす

❷

□に流す
□を向ける
□をさす

❸

□が広い
□がきく
□を売る

❹

□がかかる
□が切れる
□を貸す

❺

□がすわる
□をさぐる
□が立つ

❻

分類センサードリルの答え

分類センサードリル❶
1

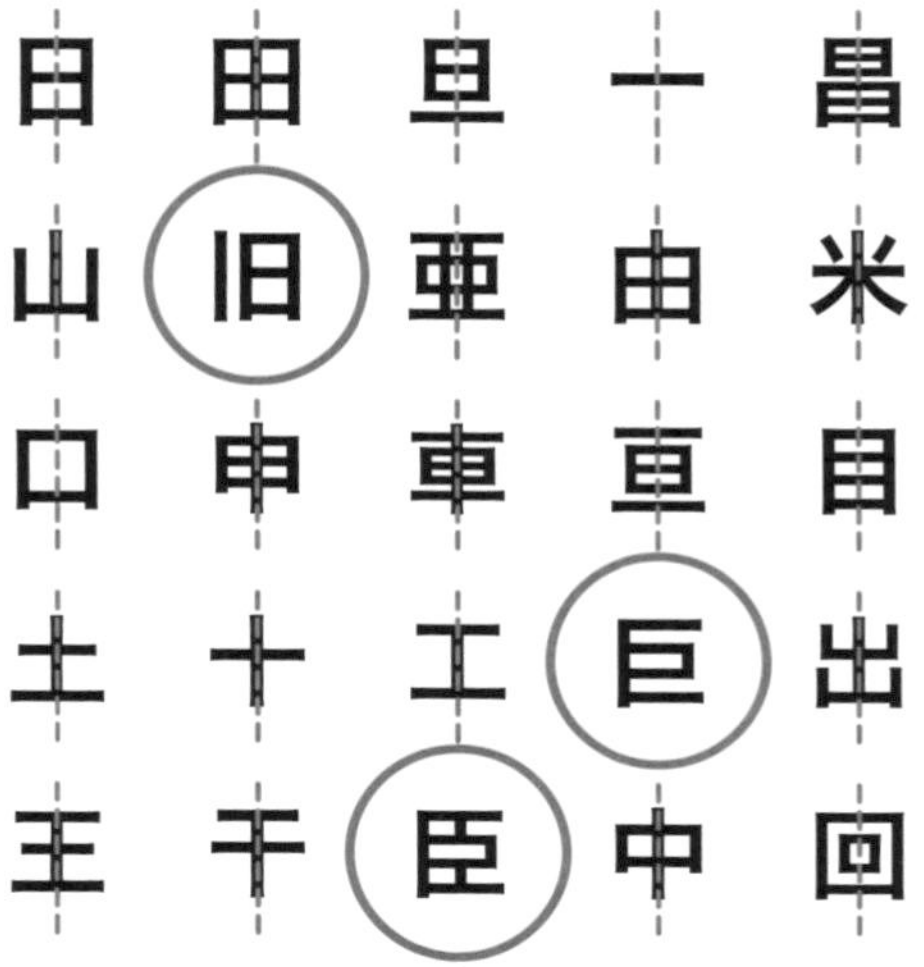

3つ

分類センサードリル❶
2

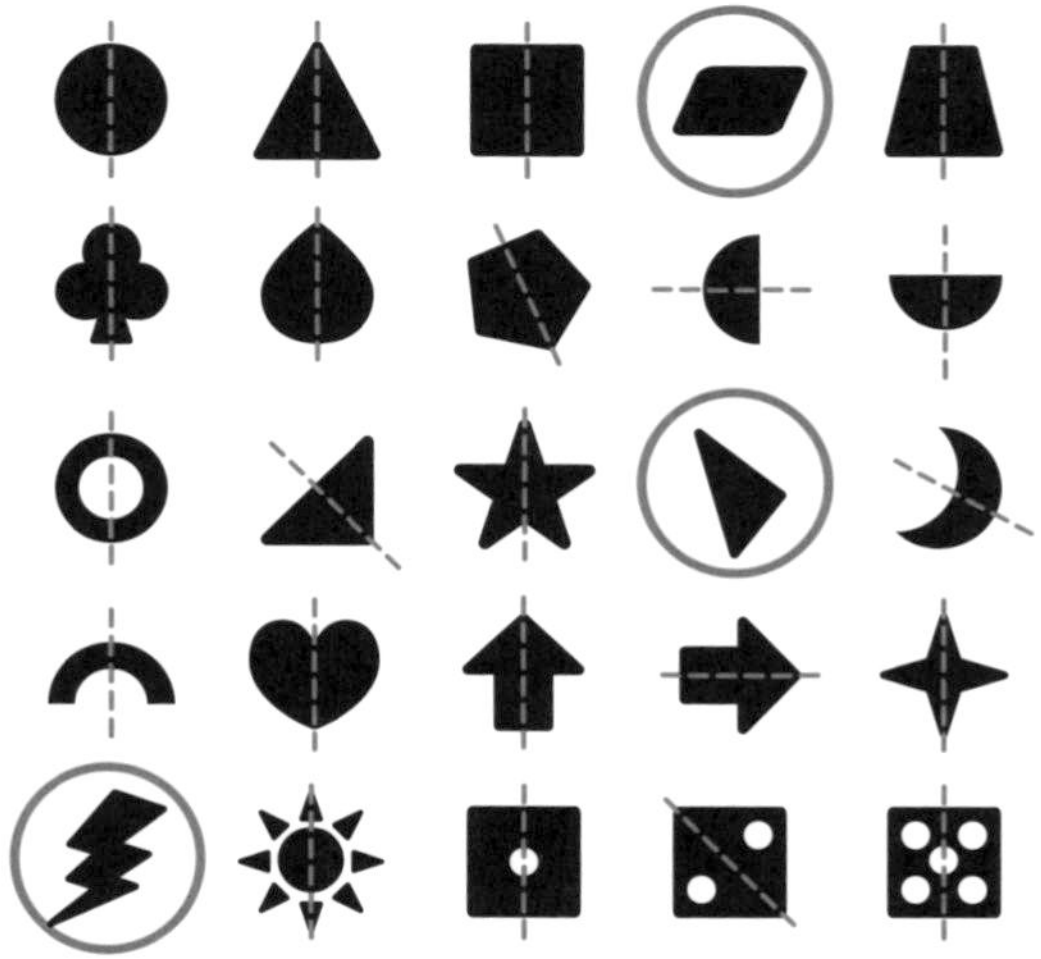

3つ

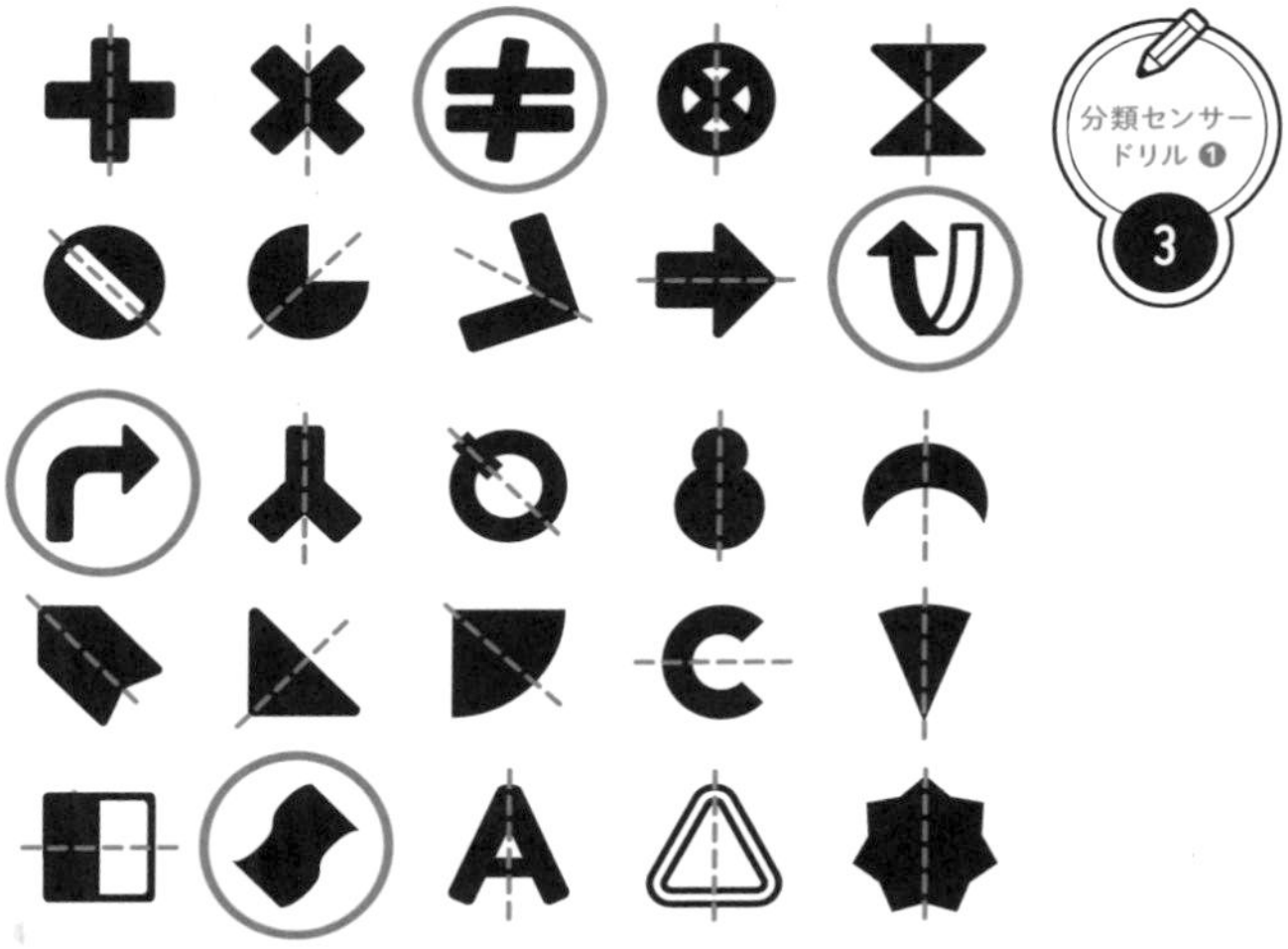

4つ

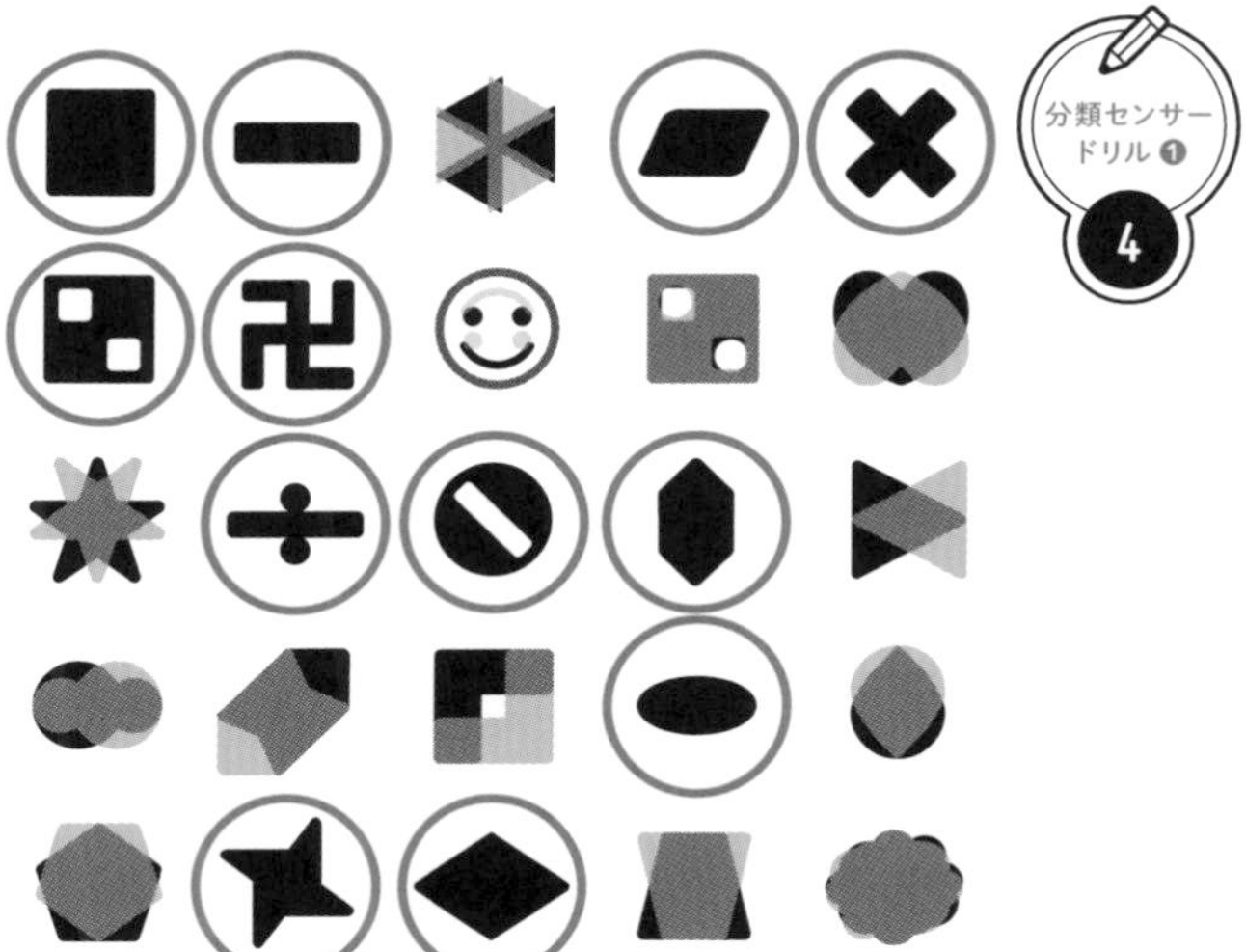

12個

分類センサードリル❷ 1

❶	見
❷	幸
❸	笑
❹	心
❺	力
❻	関

分類センサードリル❷ 2

❶	実（実績、実務）、 業（業績、業務）
❷	火（聖火、火災）、 人（聖人、人災）
❸	会（都会、会計）、 合（都合、合計）
❹	発（再発、出発）、 演（再演、出演）
❺	任（適任、任意）、 用（適用、用意）
❻	空（天空、空中）、 命（天命、命中）

※あくまでも解答例です。他の答えになってもかまいません。

分類センサードリル❷ 3

❶	自画自賛、自業自得
❷	全身全霊、全知全能
❸	相思相愛、相談相手
❹	一期一会、一朝一夕
❺	不眠不休、不老不死
❻	無味無臭、無位無冠

分類センサードリル❷ 4

❶	舌
❷	鼻
❸	水
❹	顔
❺	手
❻	腹

※あくまでも解答例です。他の答えになってもかまいません。

コラム

高校生になったら勉強のしかたを変えよう

脳の発達段階に応じて得意な記憶法は変化します。つまり年代ごとに適した学習法が存在するということです。これを知らないと、ある時期から突然勉強した内容が頭に入りにくくなるので、記憶力が悪くなったと勘違いしてしまうかもしれません。その大きな変化が表れるのが、高校生になるころです。

中学生以下の場合、脳は丸暗記するのを得意としています。そのため理屈で考えるよりも、丸暗記のほうが勉強がはかどることも。丸暗記で試験がなんとかなることも珍しくありません。

しかしこの年代を越えると、体験したものや内容・しくみを理解できたものなど、思考を伴う情報でないと記憶しにくくなります。丸暗記を得意とする脳の力が低下し、感情や理論で理解するのが得意になるからです。ですから高校生になったら、とりあえず覚える勉強法から、理解を重視する勉強法に切り替えましょう。

本書は、記憶力を上げるためのひらめきセンサーが身につくと同時に、考え方も身につくので思考力が向上します。暗記頼みの勉強が厳しくなってきたら、ぜひ本書を勉強の合間に取り入れて思考力を伸ばしてみませんか。

4章

照合センサードリル

照合センサー
ドリル

1

空欄を埋めて言葉をつくる

言葉の一部が空欄になっています。□のなかに文字を入れて言葉を5つ完成させてください。ひらがなでもカタカナでもかまいません。

例題

□のなかに文字を入れて
言葉を5つつくってください。

□ょう□

解答例

りょうり（料理）
ひょうか（評価）
きょうし（教師）
きょうと（京都）
しょうか（消火）

※あくまでも解答例です。
他の答えになってもかまいません。

照合センサー
ドリル

2

言葉や文字を組み立てる

文字や熟語が分解されています。組み合わせて、もとの文字や言葉を見つけてください。

例題

**3つの文字を組み立てて、
ひとつの漢字をつくってください。**

門	木	東

≫

欄

照合センサードリル❶

1

□のなかに文字を入れて言葉を5つずつつくってください。
文字はひらがなでもカタカナでもかまいません。

❶ □ょ□ん

❷ □い□ん

❸ □ゅ□□ん

照合センサー
ドリル ❶

2

□のなかに文字を入れて言葉を5つずつつくってください。
文字はひらがなでもカタカナでもかまいません。

❶ □ゅ□□う

❷ □□□□ゅう

❸ □ん□う□□

照合センサードリル❶

3

□のなかに文字を入れて言葉を5つずつつくってください。文字はひらがなでもカタカナでもかまいません。

❶ □ん□□し□

❷ □□□ット

❸ かい□□□□

照合センサードリル ❶

4

□のなかに文字を入れて言葉を5つずつつくってください。文字はひらがなでもカタカナでもかまいません。

❶ □ャ□□□ン

❷ しょ□□□□□

❸ □□□□ック

照合センサードリル❷

1

3つの文字を組み立てて、ひとつの漢字をつくってください。

❶ 王　王　今

❷ 言　士　口

❸ 土　臣　又

❹ 馬　大　可

❺ 口　大　心

❻ 舌　自　心

照合センサードリル❷

2

4つの文字を組み立てて、ひとつの漢字をつくってください。

❶ 力　力　力　十

❷ 一　田　巾　口

❸ 臼　又　几　土

❹ マ　疋　矢　ヒ

❺ 日　口　貝　立

❻ 竹　工　凡　木

照合センサードリル❷

3

4つの文字を組み立てて、漢字二文字の熟語をつくってください。

❶	馬	貝	尺	口
❷	羽	糸	東	白
❸	尺	言	番	羽
❹	竹	口	貝	門
❺	目	目	民	垂
❻	少	女	色	糸

照合センサードリル❷

4

5つの文字を組み立てて、漢字二文字の熟語をつくってください。

❶	女	目	心	亡	木
❷	玉	五	口	口	言
❸	立	一	日	里	日
❹	貝	月	臣	日	又
❺	頁	月	王	原	亡
❻	皿	ム	虫	次	弓

照合センサードリルの答え

照合センサードリル❶ 1

❶ □ょ□ん

きょねん（去年）
ちょきん（貯金）
きょじん（巨人）
ぎょそん（漁村）
きょてん（拠点）
など

❷ □い□ん

たいいん（退院）
かいだん（階段）
めいじん（名人）
さいさん（採算）
せいさん（生産）
ていいん（定員）
など

❸ □ゅ□□ん

にゅういん（入院）
にゅうもん（入門）
じゅうみん（住民）
じゅうたん（絨毯）
きゅうじん（求人）
など

照合センサードリル❶ 2

❶ □ゅ□□う

りゅうこう（流行）
きゅうこう（休校）
じゅうよう（重要）
じゅうどう（柔道）
きゅうぞう（急増）
など

❷ □□□□ゅう

かさいりゅう（火砕流）
かれいしゅう（加齢臭）
ごりむちゅう（五里霧中）
きゅうしゅう（九州）
ぎゃくしゅう（逆襲）
など

❸ □ん□う□□

テントウムシ
うんどうかい（運動会）
さんこうしょ（参考書）
ぎんこういん（銀行員）
ばんごうふだ（番号札）
など

照合センサードリル❶ 3

❶ □ん□□し□
かんらんしゃ（観覧車）
しんだんしょ（診断書）
こんやくしゃ（婚約者）
きんこんしき（金婚式）
うんてんしゅ（運転手）
など

❷ □□□ット
バスマット
ターゲット
ヘルメット
マグネット
ルーレット
など

❸ かい□□□□
かいきいわい（快気祝い）
かいかいしき（開会式）
かいかくあん（改革案）
かいいんけん（会員権）
かいすうけん（回数券）
など

照合センサードリル❶ 4

❶ □ャ□□□ン
チャンピオン
キャンペーン
しゃかいじん（社会人）
しゃしんかん（写真館）
ひゃっかてん（百貨店）
など

❷ しょ□□□□□
ショートケーキ
しょうがくせい（小学生）
しょうみきげん（賞味期限）
しょうぼうしゃ（消防車）
しょうがいぶつ（障害物）
など

❸ □□□□ック
プラスチック
オリンピック
アイスピック
アスレチック
けいトラック（軽トラック）
など

照合センサードリル❷ 1

❶ 琴
❷ 詰
❸ 堅
❹ 騎
❺ 恩
❻ 憩

照合センサードリル❷ 2

❶ 協
❷ 幅
❸ 毀
❹ 疑
❺ 韻
❻ 築

解答>>>　※あくまでも解答例です。他の答えになってもかまいません。

照合センサードリル❷ 3

❶	駅員
❷	練習
❸	翻訳
❹	質問
❺	睡眠
❻	絶妙

照合センサードリル❷ 4

❶	妄想
❷	国語
❸	音量
❹	賢明
❺	願望
❻	強盗

コラム

ビジネスパーソンこそ脳を効率よく稼働させよう

ビジネスパーソンは、考えるべきことややるべきことが多いからこそ、脳を効率よく稼働させたいもの。本書は記憶力をよくするために「脳の使い方」を身につけるドリルなので、ビジネスで役立つさまざまな能力まで向上させられます。

「探知センサードリル」と「分類センサードリル」は情報を分析する能力を高めるので市場調査に、「照合センサードリル」はインプットした情報を活用しアウトプット力を高めるので、アイデアを生み出す仕事に役立つドリルです。

一方コミュニケーションを円滑にするのは「関連センサードリル」や「イメージセンサードリル」。顔や名前を覚えたり、会話のなかで誰がどんな発言をして何に興味をもっているのかを記憶したりするのに活用できる考え方です。名前を間違えたり前に聞いたことを忘れたりすると、相手との間に大なり小なり溝ができますよね。反対に名前を呼んでもらえたり、話したことを覚えていてもらえたりするとうれしい気持ちになるものです。

忙しい場合は、まず自分に必要なドリルだけ試してみるのもおすすめ。本書を通して、忙しいあなたのサポートが少しでもできたらうれしく思います。

5章

イメージ
センサードリル

イメージセンサードリル

1

立体の動きをイメージする

ジャンケンの手が描かれたサイコロがあり、反対の面には同じ手が描かれています。左の図のように置き、サイコロどうしがくっついた面でジャンケンをすると勝利数が最も多いのはグー・チョキ・パーのどれか考えてください。

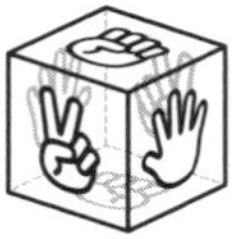

補足　対面には、同じ手が同じ向きで描いてあります。

例題

勝利数が最も多いのはグー・チョキ・パーのどれか考えて下さい。

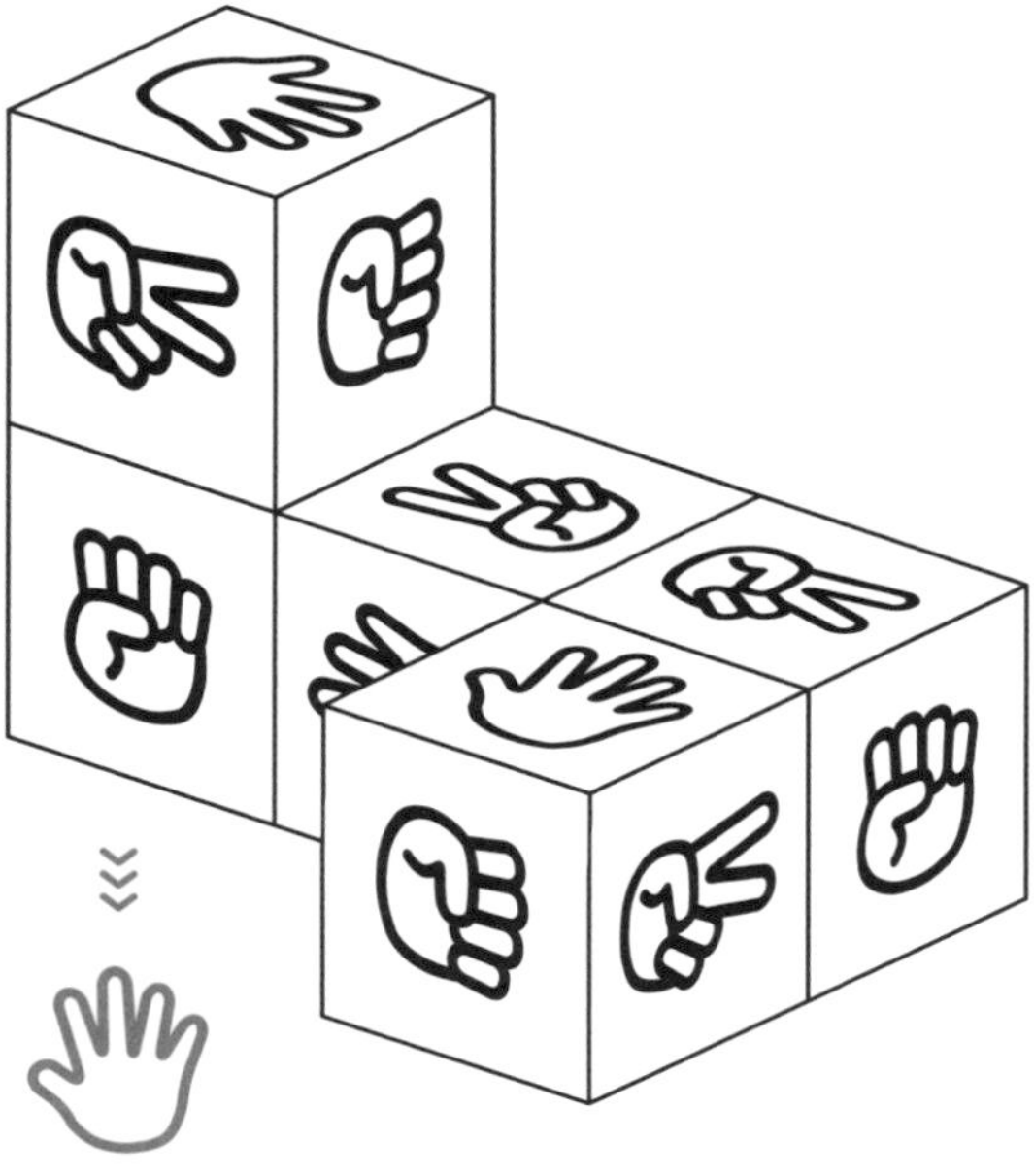

イメージセンサードリル

2

頭のなかで形を描く

スタートから順に、止まったマスにある矢印の方向に、書いてある数字のぶんマスを進めてください。ゴールにたどりつくと、通ってきた道がある文字の形になります。マスは塗りつぶさずに、何の文字になるか頭のなかで考え*1ましょう。

例題 **スタートから指示通りに進み、通ったマスを塗りつぶしたときにできる文字は何でしょう。**

↖7	→7	→7	↖2	→4	↑2	↓7	←4	↖7	→3
↖7	↑5	↘3	↖7	→5	↖7	↖4	←4	↖7	↖7
↖7	→2	↖2	↓3	↙1	↙2	→2	↖1	↓6	↖7
↑5	↖7	←3	↖6	↓1	↖7	→6	→6	↗1	↘7
↖7	↖1	→6	↑3	↙3	↙6	↖6	↖4	↖7	→5
↖7	→2	←5	→3	↑1	↗3	↑3	↑1	↓3	↖1
↘2	↖7	↘6	↘3	↖7	↙5	↗1	↗2	←4	→2
↖7	↖7	←2	↑4	↖6	↗6	↖5	↙3	↑6	↘4
↓3	↑6 (スタート)	(ゴール)	←7	↖7	↙1	→5	↖7	←6	↓4
↖7	↑6	↓1	↗5	↙3	↖7	↗6	↓6	←7	↓7

■ スタート

■ ゴール

凹

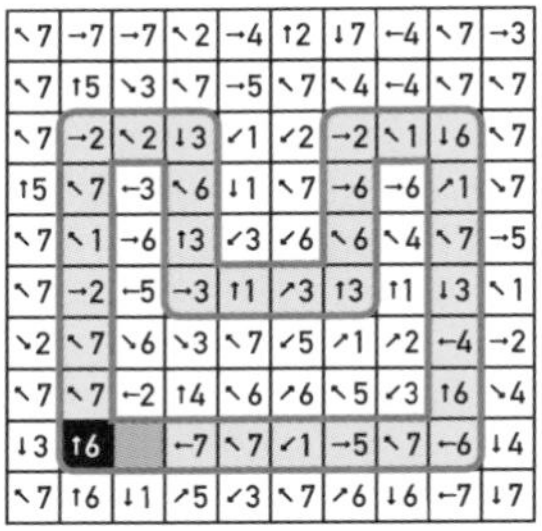

＊1 実際に塗りつぶさず頭のなかでイメージしてください。

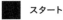

イメージセンサードリル❶

1

手が描かれたサイコロをマス目に合わせて転がします。ゴール地点で上にきた面と、「相手」でジャンケンをすると、どちらが勝つか考えてください。

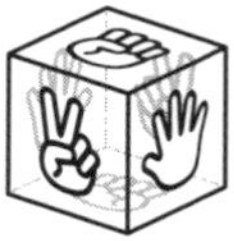

補足　対面には、同じ手が同じ向きで描いてあります。

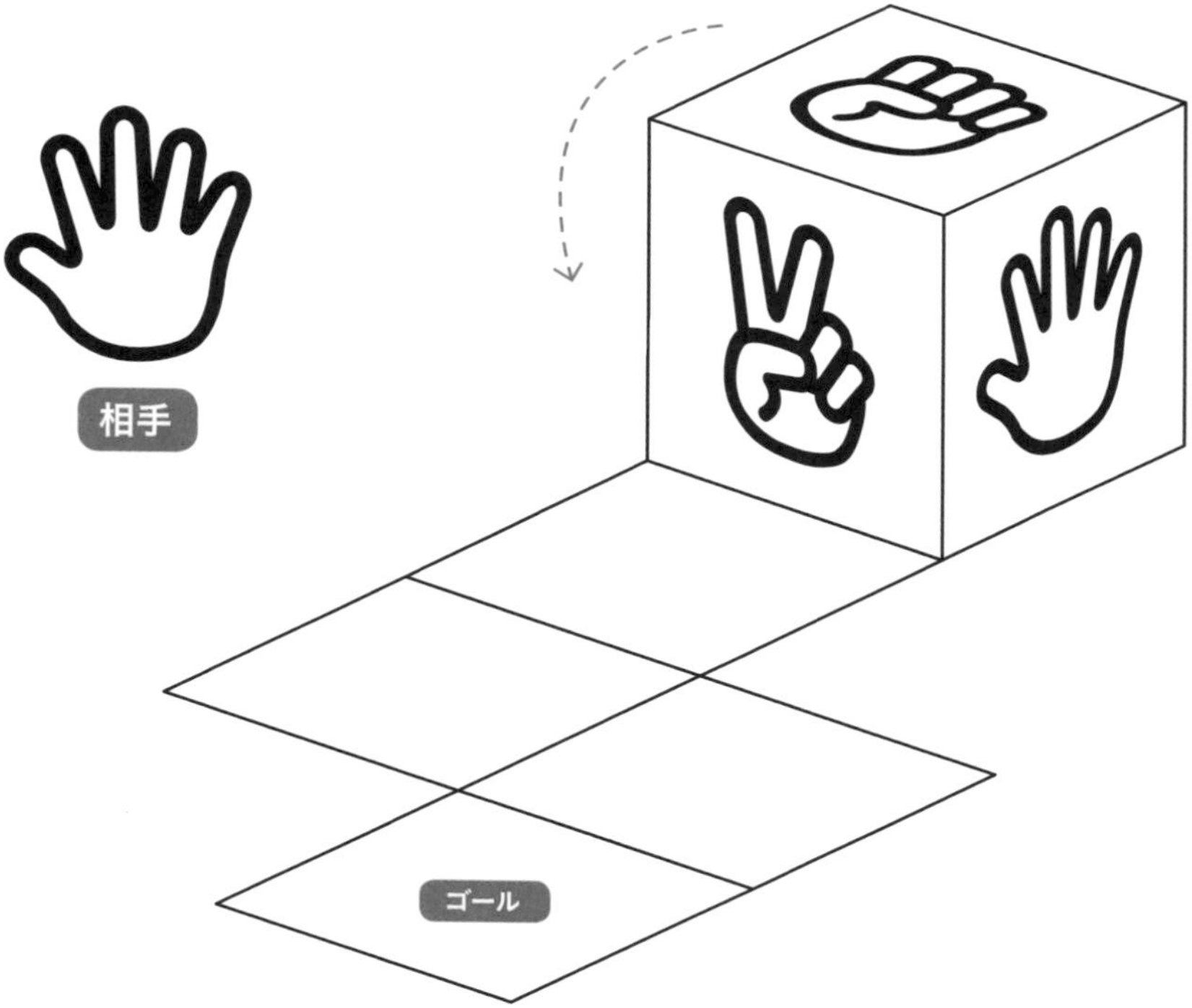

イメージセンサードリル❶
2

サイコロをマス目に合わせて転がし、ゴールにたどりついたとき上にくる面は何か考えてください。

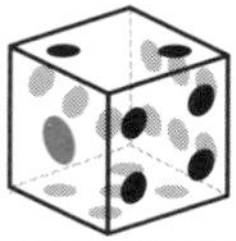

補足
1の反対の面は6、2の反対の面は5、3の反対の面は4です。

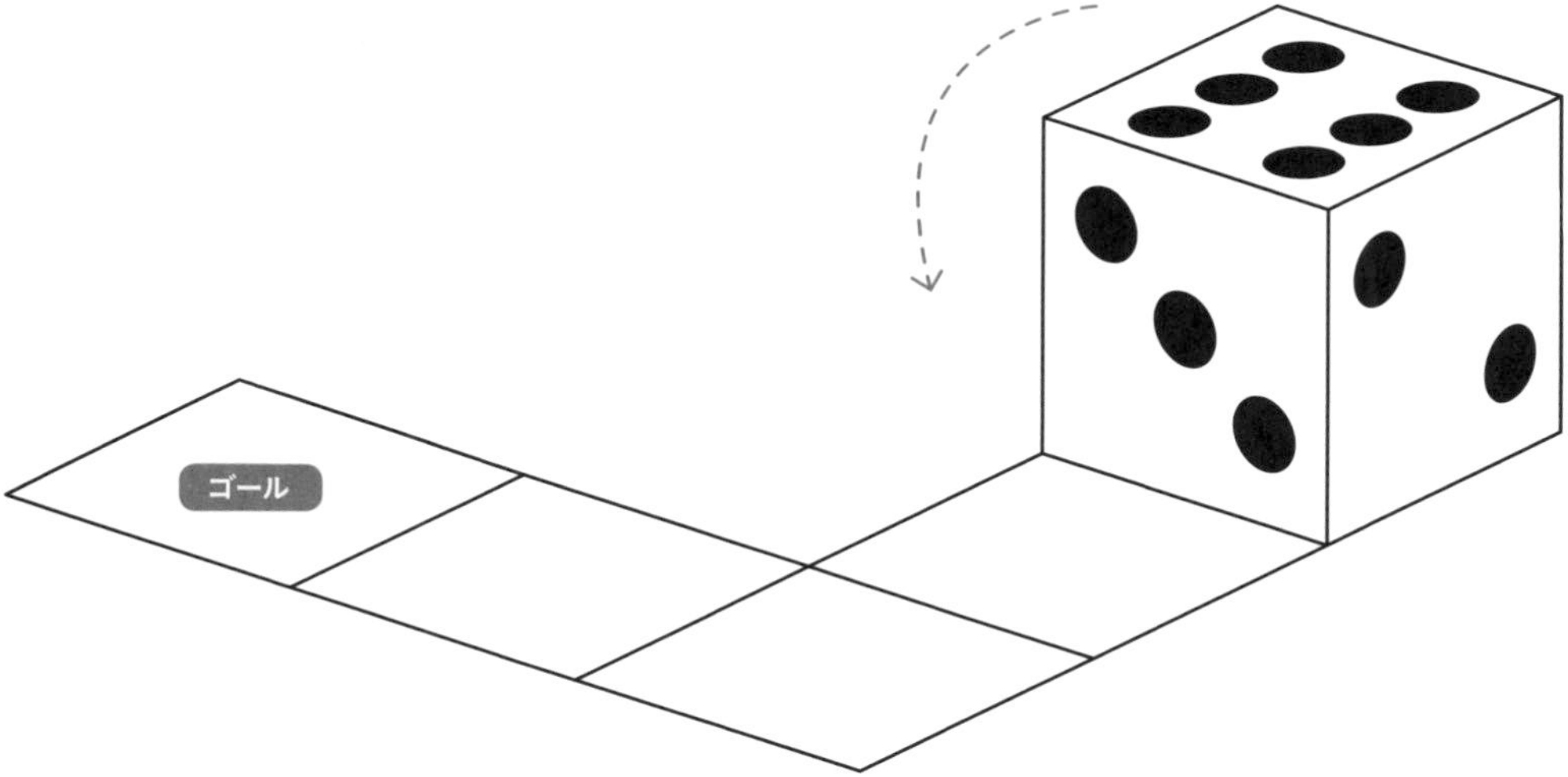

ゴール

イメージセンサードリル❶

3

サイコロをマス目に合わせて転がし、ゴールにたどりついたときに上にくる面は何か考えてください。

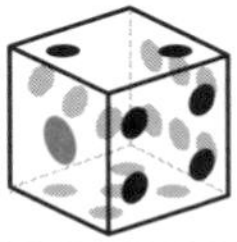

補足　1の反対の面は6、2の反対の面は5、3の反対の面は4です。

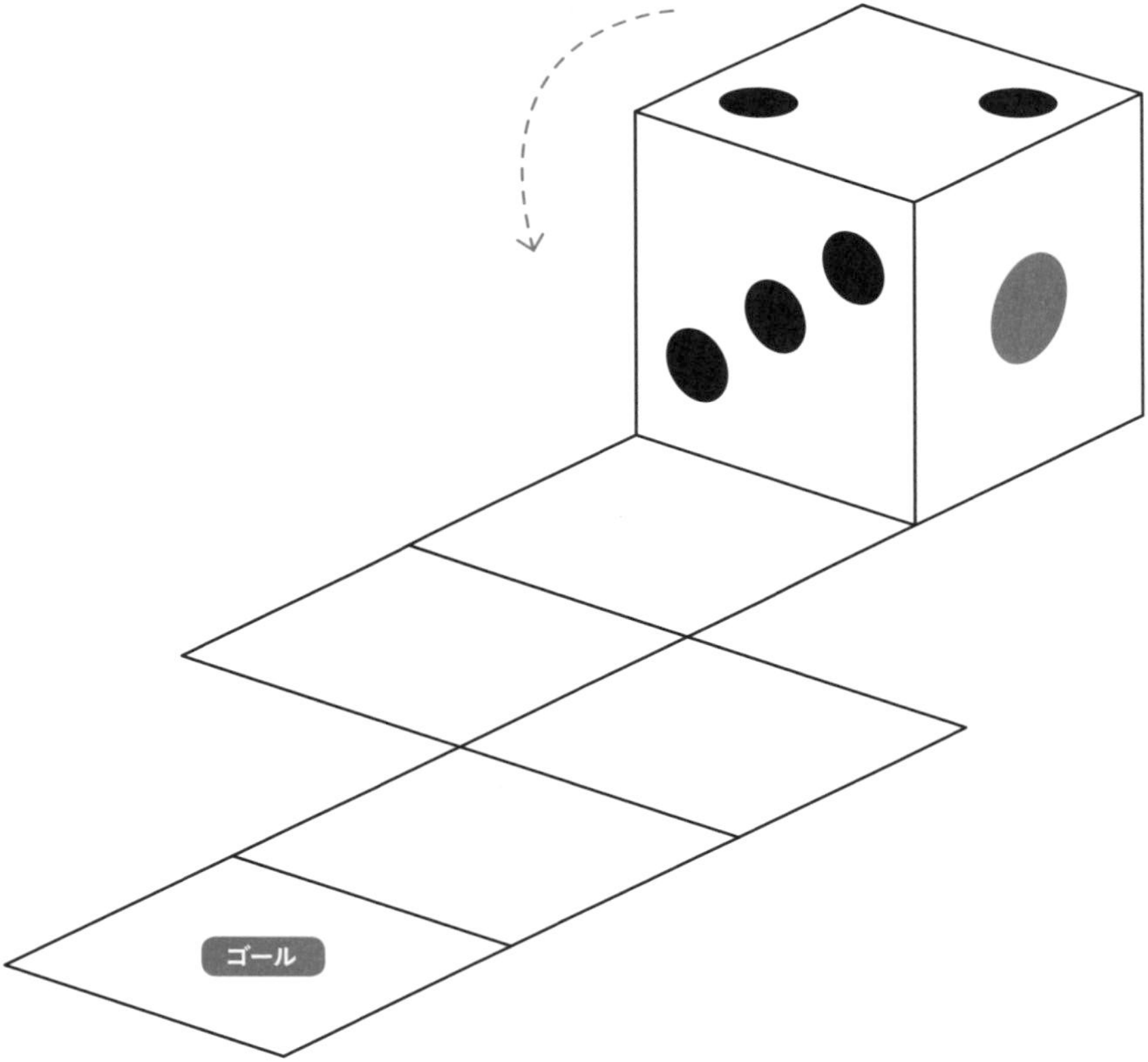

イメージセンサードリル❶

4

左のサイコロは、合計8になる面どうしが接しています。表に出ている目の合計がいくつになるか考えてください。

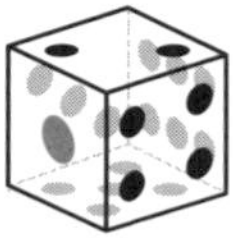

補足　1の反対の面は6、2の反対の面は5、3の反対の面は4です。

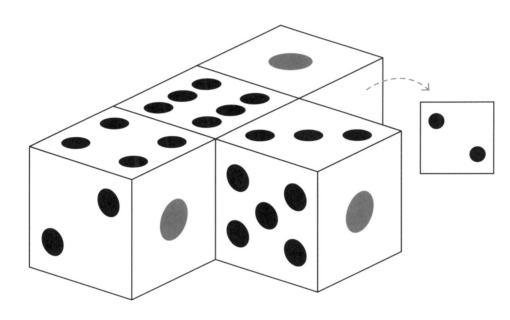

イメージセンサードリル❷

1

スタートから指示通りに進み、通ったマスを塗りつぶしたときにできる文字は何でしょう。実際に塗りつぶさず頭のなかでイメージしてください。

■ スタート　■ ゴール

↖3	↑6	↖7	↙7	↖7	↖7	↘2	↖7	↘3	↗2
↖7	↓7	→5	↖5	↖7	←6	↖7	↙2	↘2	↙1
↖1	↗3	↘2	↘6	←1	↖7	↘4	↑2	↑6	↑3
↖7	→2	↖3	↖7	↖7	↓5	↖7	↙2	↖5	←7
↑2	↙3	↑6	↘3	↖3	↖7	↖1	↘6	↙7	↖6
↓6	↖7	↖7	↖7	←2	↓1	←5	↗5	↗1	←1
↘5	↖7	↖7	↖2	↗7	→5	←6	↖7	↖7	→4
←2	↖7	↙1		↓2	↖7	↖7	↗4	↗7	↓3
↘4	↑5	↙6	↖7	↖1	←1	↓3	↑7	↖2	↖7
→1	↙3	↑2	←2	←1	↖7	→6	↙2	↑7	↖7

イメージセンサードリル❷

2

スタートから指示通りに進み、通ったマスを塗りつぶしたときにできる文字は何でしょう。実際に塗りつぶさず頭のなかでイメージしてください。

■ スタート　　■ ゴール

↖7	→7	→7	↖2	→4	↑2	↓7	←4	↖7	→3
↖7	↑5	→5	↖7	→5	↖7	↖4	↓1	↖7	↖7
↖7	↙3	↖2	→3	↙1	↙2	↓3	↙5	→4	↖7
↑5	↖7	←3	↖6	↓1	↖7	→6	→6	↗1	↘7
↖7	↖1	→6	↑3	↙3	↙6	↖6	↖4	↖7	→5
↖7	→2	←5	↑3	↑1	↗3	→2	↑1	↓3	↖1
↘2	↖7	↘6	↘3	↖7	↙5	↗1		←4	→2
↖7	↖7	↓1	↑4	↖6	↗6	↖5	→1	↑6	↘4
↓3	↑3	→5	←7	↖7	↙1	→5	↑2	←6	↓4
↖7	↑6	↓1	↗5	↙3	↖7	↗6	↓6	←7	↓7

イメージセンサードリル❷

3

スタートから指示通りに進み、通ったマスを塗りつぶしたときにできる文字は何でしょう。実際に塗りつぶさず頭のなかでイメージしてください。

■ スタート　■ ゴール

↓7	↗3	↖7	←2	↖7	↖1	↖7	↙2	↖3	↖7
↗6	↖6	↓2	↖7	↗7	↓7	↖3	←5	↗5	→7
←1	↖7	↖7	↖6	→5	↖7	↘2	↓6	↓3	↑6
→1	←3	(ゴール)	↖7	↖7	↙6	↑1	↘2	↖1	↖7
↖7	↙6	→5	↑5	↘1	→4	↖7	↑3	↑4	↓3
↖6	↗1	←2	←1	↙3	↖7	↑7	↓2 (スタート)	↑6	↖2
↖7	↖7	↓5	↖7	↖7	↖7	↙3	↓2	↗3	←4
←3	↖7	↑3	↓1	→7	↖7	↘5	←5	↖7	↓1
←4	↖7	↑4	↖1	↗2	↗4	↓6	←5	↘3	↘2
↓2	←7	↘6	↗6	→5	↗2	↓1	↘7	→3	↓3

イメージセンサードリル❷

4

スタートから指示通りに進み、通ったマスを塗りつぶしたときにできる文字は何でしょう。実際に塗りつぶさず頭のなかでイメージしてください。

■ スタート　　■ ゴール

↓7	↗3	↖7	←2	↖7	↖1	↖7	↙2	↖3	↖7
↗6	↖6	→3	↖7	↗7	↓1	↖3	←5	↗5	→7
←1	↖7	↖7	→1	↘1	→2	↓1	↓2	↓3	↑6
→1	←3	↑1	↖7	↖7	↓4	↙1	↘2	↖1	↖7
↖7	↙6	→5	↑2	↘1	←2	↖7	←4	↑4	↓3
↖6	↗1	←2	←1	↙3	↖7	↑7	↖7	↑6	↖2
↖7	↖7	↓5	↖7	↖7	↖7	↙3	↓2	↗3	←4
←3	↖7	↑6	↓1	→7		↑2	↖7	↖7	↓1
←4	↖7	↓5	↖1	↗2	↗4	↓6	←4	↘3	↘2
↓2	←7	↘6	↗6	→5	↗2	↓1	↘7	→3	↓3

イメージセンサードリルの答え

イメージセンサードリル ❶
1

**チョキで
サイコロの
勝ち**

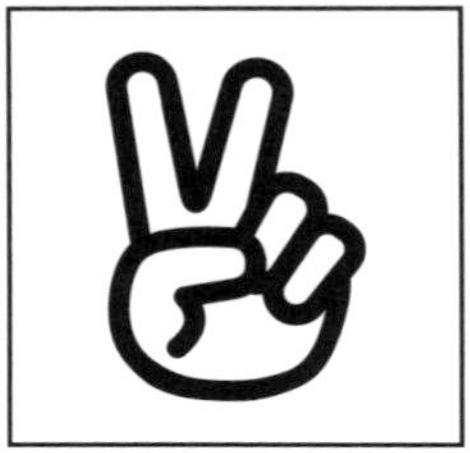

相手

イメージセンサードリル ❶
2

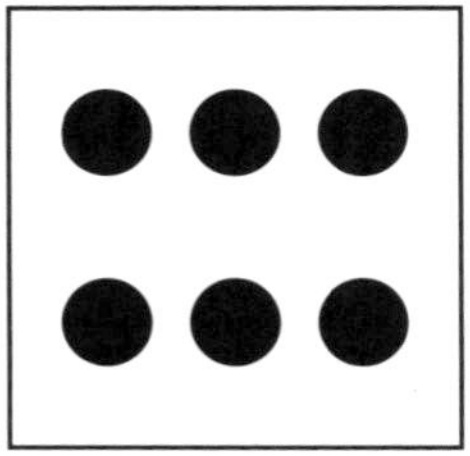

6

イメージセンサードリル❶ 3

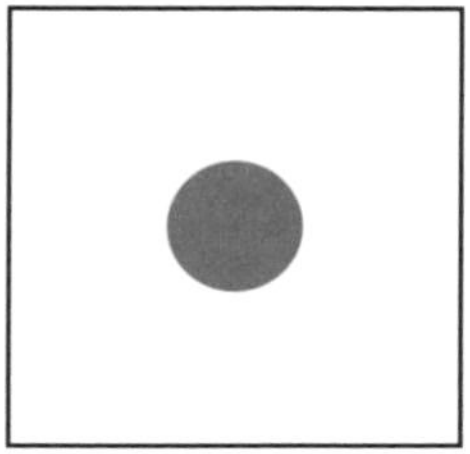

1

イメージセンサードリル❶ 4

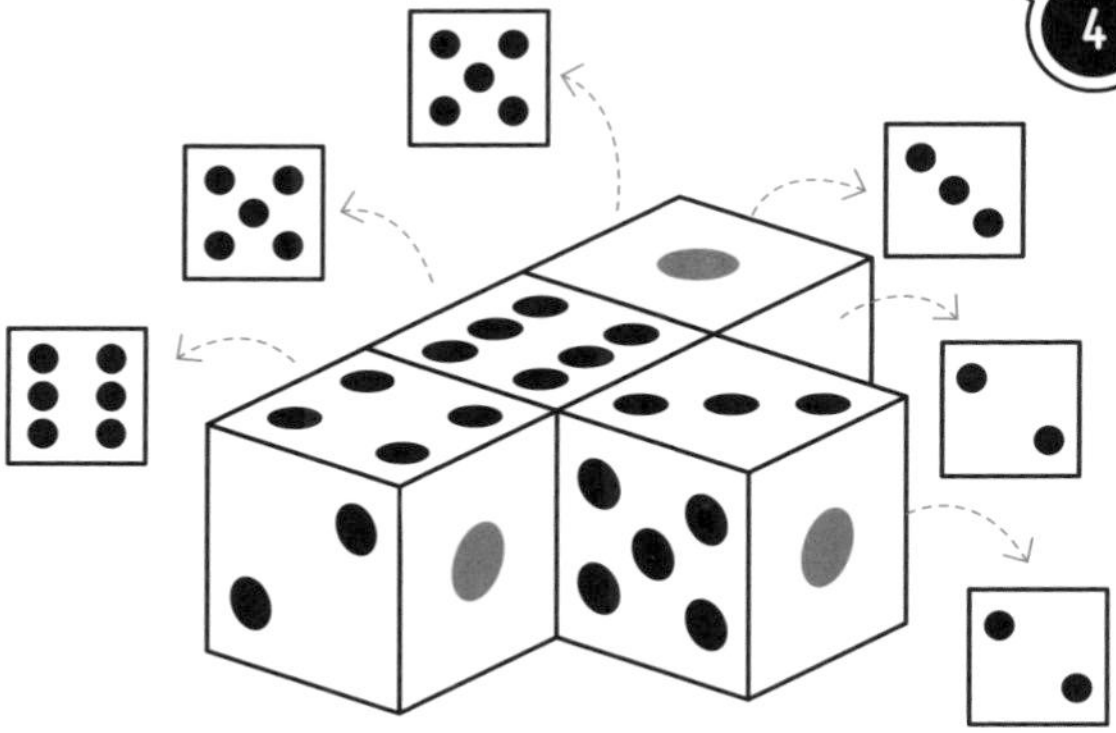

46

イメージセンサードリル❷

1

↖3	↑6	↖7	↙7	↖7	↖7	↘2	↖7	↘3	↗2
↖7	↓7	→5	↖5	↖7	←6	↖7	↙2	↘2	↙1
↖1	↗3	↘2	↘6	←1	↖7	↘4	↑2	↑6	↑3
↖7	→2	↖3	↖7	↖7	↓5	↖7	↙2	↖5	←7
↑2	↙3	↑6	↘3	↖3	↖7	↖1	↘6	↙7	↖6
↓6	↖7	↖7	↖7	←2	↓1	←5	↗5	↗1	←1
↘5	↖7	↖7	↖2	↗7	→5	←6	↖7	↖7	→4
←2	↖7	↙1		↓2	↖7	↖7	↗4	↗7	↓3
↘4	↑5	↙6	↖7	↖1	←1	↓3	↑7	↖2	↖7
→1	↙3	↑2	←2	←1	↖7	→6	↙2	↑7	↖7

了

イメージセンサードリル❷

2

↖7	→7	→7	↖2	→4	↑2	↓7	←4	↖7	→3
↖7	↑5	→5	↖7	→5	↖7	↖4	↓1	↖7	↖7
↖7	↙3	↖2	→3	↙1	↙2	↓3	↙5	→4	↖7
↑5	↖7	←3	↖6	↓1	↖7	→6	→6	↗1	↘7
↖7	↖1	→6	↑3	↙3	↙6	↖6	↖4	↖7	→5
↖7	→2	←5	↑3	↑1	↗3	→2	↑1	↓3	↖1
↘2	↖7	↘6	↘3	↖7	↙5	↗1		←4	→2
↖7	↖7	↓1	↑4	↖6	↗6	↖5	→1	↑6	↘4
↓3	↑3	→5	←7	↖7	↙1	→5	↑2	←6	↓4
↖7	↑6	↓1	↗5	↙3	↖7	↗6	↓6	←7	↓7

乙

イメージセンサードリル❷

3

↓7	↗3	↖7	←2	↖7	↖1	↖7	↙2	↖3	↖7
↗6	↖6	↓2	↖7	↗7	↓7	↖3	←5	↗5	→7
←1	↖7	↖7	↖6	→5	↖7	↘2	↓6	↓3	↑6
→1	←3		↖7	↖7	↙6	↑1	↘2	↖1	↖7
↖7	↙6	→5	↑5	↘1	→4	↖7	↑3	↑4	↓3
↖6	↗1	←2	←1	↙3	↖7	↑7	↓2	↑6	↖2
↖7	↖7	↓5	↖7	↖7	↖7	↙3	↓2	↗3	←4
←3	↖7	↑3	↓1	→7	↖7	↘5	←5	↖7	↓1
←4	↖7	↑4	↖1	↗2	↗4	↓6	←5	↘3	↘2
↓2	←7	↘6	↗6	→5	↗2	↓1	↘7	→3	↓3

日

イメージセンサードリル❷

4

↓7	↗3	↖7	←2	↖7	↖1	↖7	↙2	↖3	↖7
↗6	↖6	→3	↖7	↗7	↓1	↖3	←5	↗5	→7
←1	↖7	↖7	→1	↘1	→2	↓1	↓2	↓3	↑6
→1	←3	↑1	↖7	↖7	↓4	↙1	↘2	↖1	↖7
↖7	↙6	→5	↑2	↘1	←2	↖7	←4	↑4	↓3
↖6	↗1	←2	←1	↙3	↖7	↑7	↖7	↑6	↖2
↖7	↖7	↓5	↖7	↖7	↖7	↙3	↓2	↗3	←4
←3	↖7	↑6	↓1	→7		↓2	↖7	↖7	↓1
←4	↖7	↓5	↖1	↗2	↗4	↓6	←4	↘3	↘2
↓2	←7	↘6	↗6	→5	↗2	↓1	↘7	→3	↓3

中

コラム

脳年齢20代のシニアたちにはある共通点が！

65歳を超えているのに、記憶力を含む認知機能が20代と同じレベルの人たちがおり、彼らはスーパーエイジャーと呼ばれています。

認知機能が高いと聞くと、脳の思考力に関する部分が発達していると思いがちですが、そうではありません。スーパーエイジャーは、感情に関する脳の機能が共通して発達しているのだそうです。

感情を伴った記憶が強化されるという脳の性質は、はじめにでご説明した通り、やはり好奇心は記憶力にダイレクトに作用します。「歳だから覚えられない」のではなく「やらないから覚えられなくなっていく」というわけです。

実際にスーパーエイジャーたちは好奇心旺盛で、年齢にとらわれず、いくつからでも楽器や外国語を学び始めています。あなたも、パソコン、カメラ……何でもかまわないので、気になるものにどんどん挑戦してはいかがでしょうか。興味のあるものがわからないという人は、ドリルを解きつつ、日常生活で食事や会話をじっくり楽しむことから始めてみましょう。感受性が高まり「おいしい」「楽しい」など感じられるようになってくると自然と好奇心も高まります。

6章

関連センサードリル

関連センサー
ドリル

1

特徴を見つけ出す

枠内のマークと言葉、顔と名前を結びつけて関連づけましょう。形や印象から自由にイメージやストーリーをつくって結びつけてください。関連づけられたら、何も見ずに特徴を思い出しながら、空欄に入る言葉を考えてください。

例題

マークやイラストと言葉を関連づけます。ひと通り完成したら、空欄に入る言葉を考えてください。

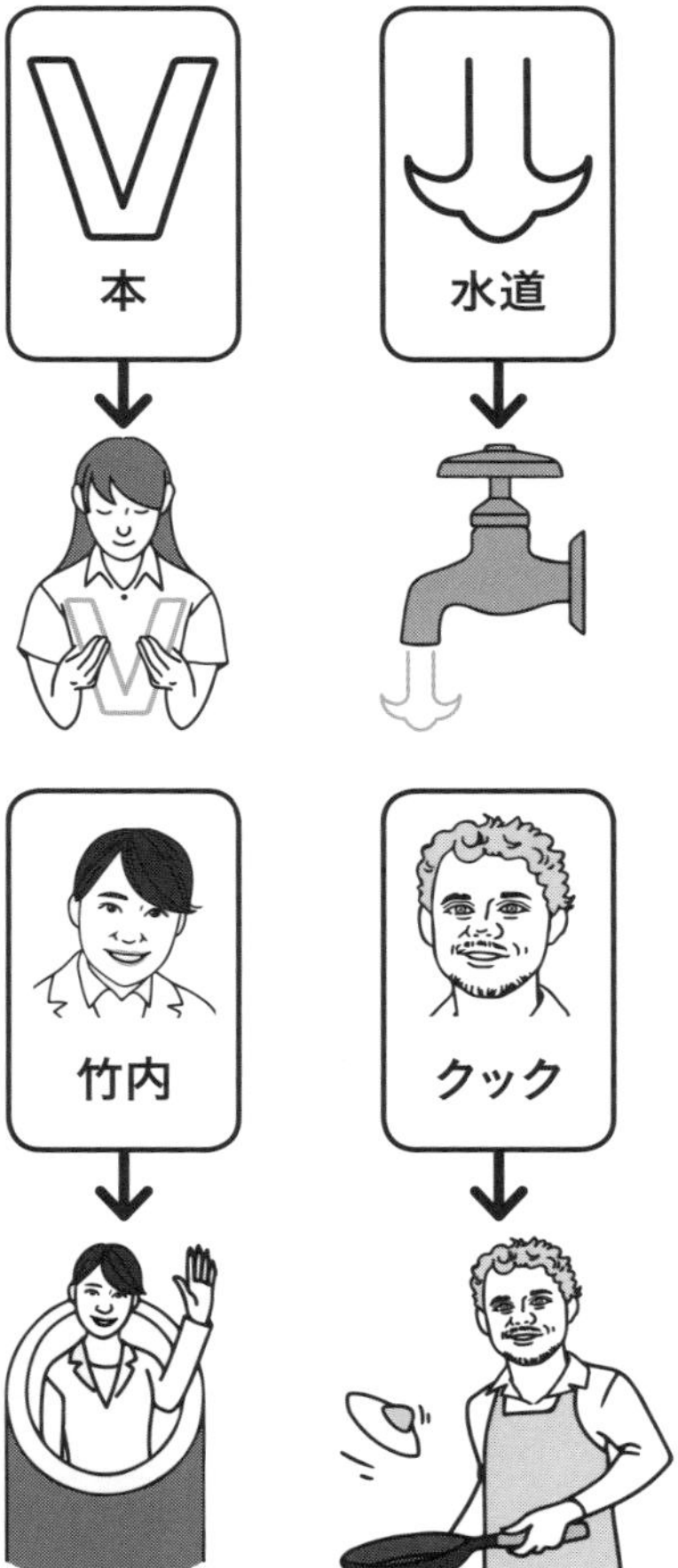

関連センサー
ドリル

2

数字をものにたとえる

数字を形が似ているものに置き換えてイメージ化しましょう。イメージ化できたら、下段の言葉と組み合わせてイメージをつくったり並び通りにストーリーをつくったりして、頭に入れてください。頭に入ったら、それらを思い出しながら空欄に入る言葉や数字を考えてください。

例題

上段の言葉は、それぞれの数字に形が似ている言葉です。上段と下段の言葉を組み合わせてイメージをつくったら、空欄に入る言葉を考えてください。

1：煙突	2：アヒル	3：耳
ミソ	ヨーグルト	トンボ

イメージ例

1 ミソが塗られた煙突

2 アヒルがヨーグルトを食べる

3 耳にトンボのピアスをつける

1：煙突	2：アヒル	3：耳
ミソ	ヨーグルト	トンボ

関連センサードリル❶

1

5人のイラストと名前を関連づけて、頭に入ったら140ページへ。

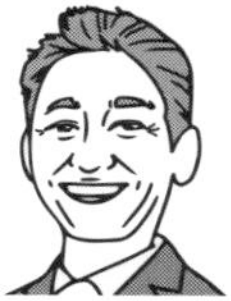

五十嵐

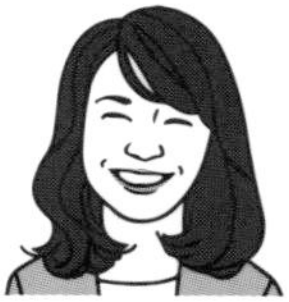

後藤

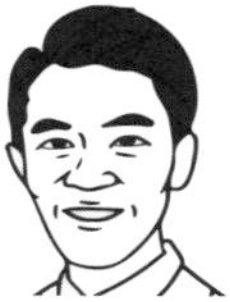

菅原

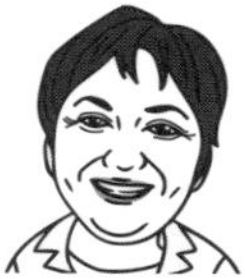

牧野

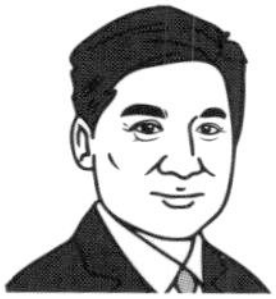

石田

関連センサードリル❶

2

5人のイラストと名前を関連づけて、頭に入ったら141ページへ。

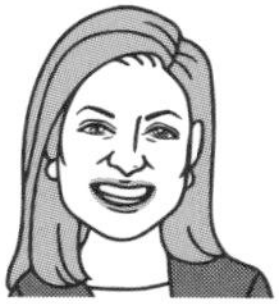

モーガン

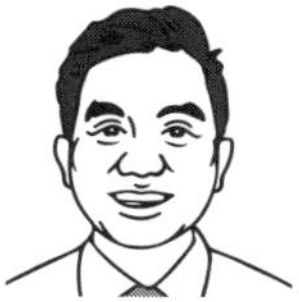

チョウ

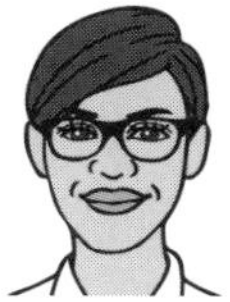

リベラ

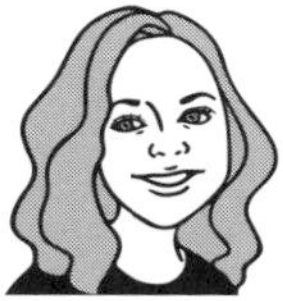

テイラー

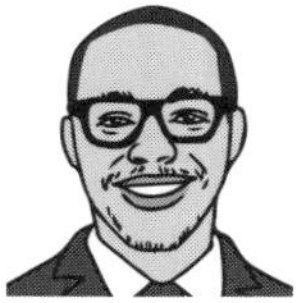

デイビス

関連センサードリル❶

3

枠内のマークと言葉を関連づけて、頭に入ったら142ページへ。

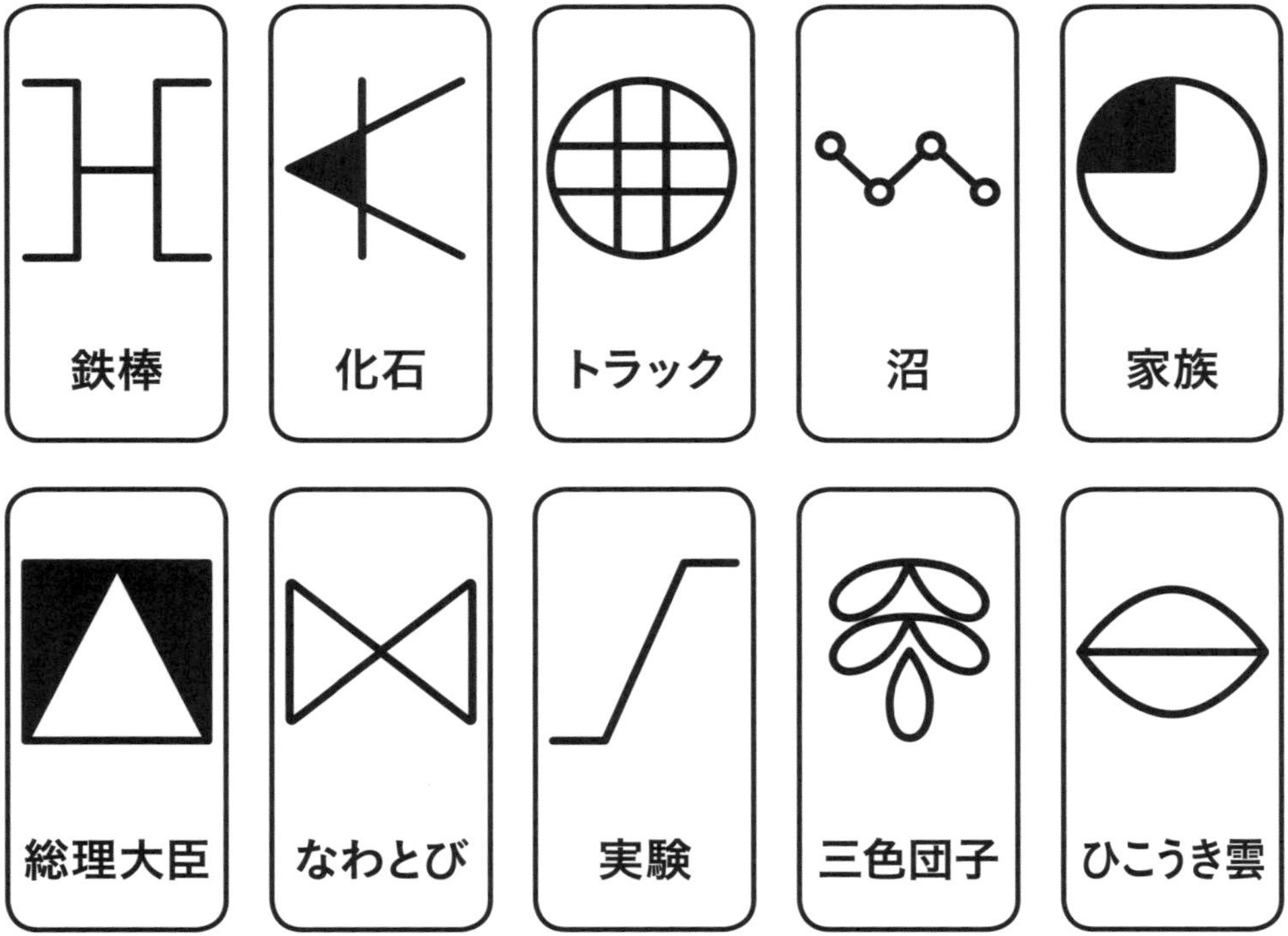

関連センサードリル ❶

4

枠内のマークと言葉を関連づけて、頭に入ったら143ページへ。

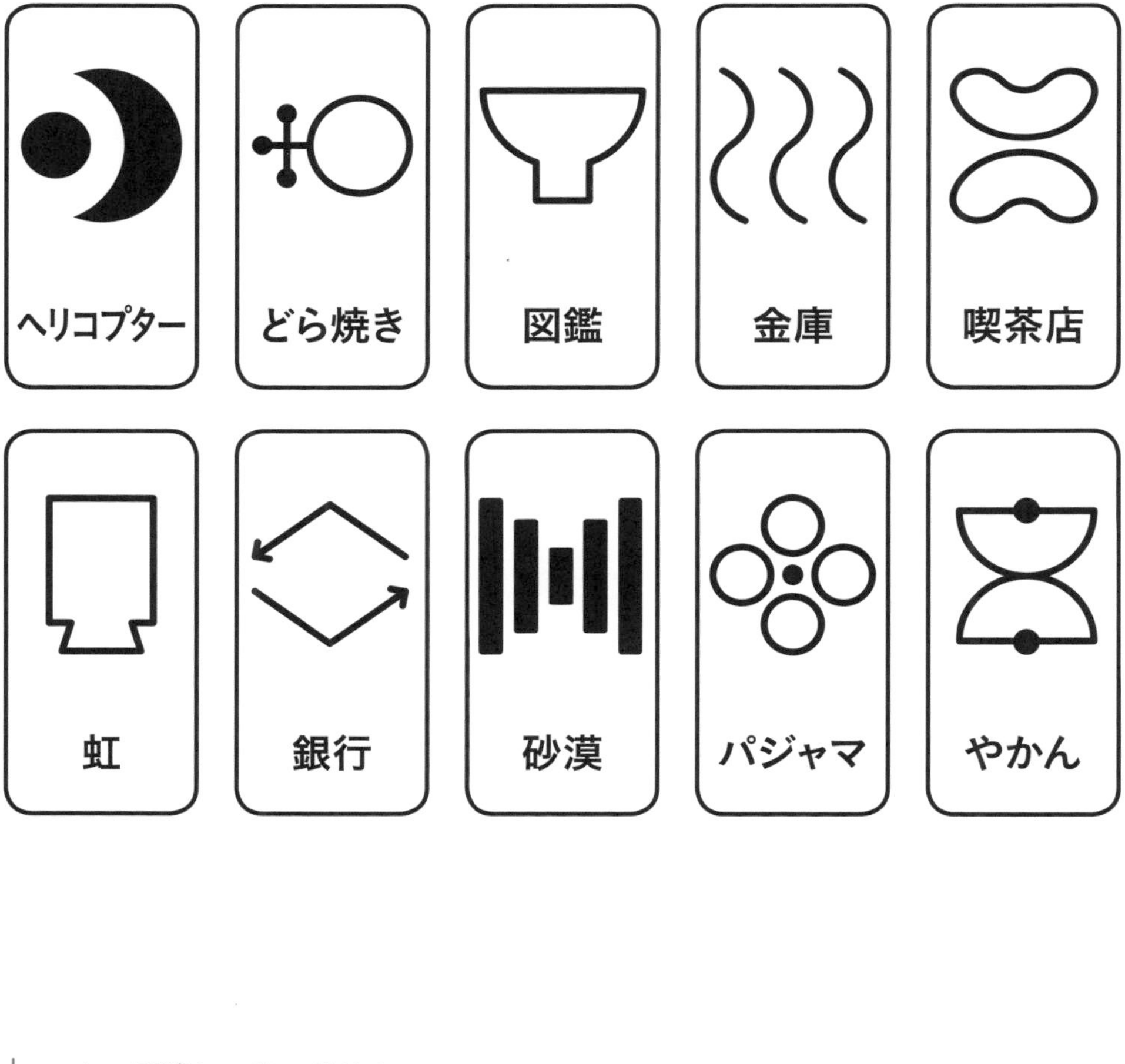

関連センサードリル❶

1

136ページの顔がバラバラに並んでいます。特徴を思い出しながら、入る名前を考えてください。

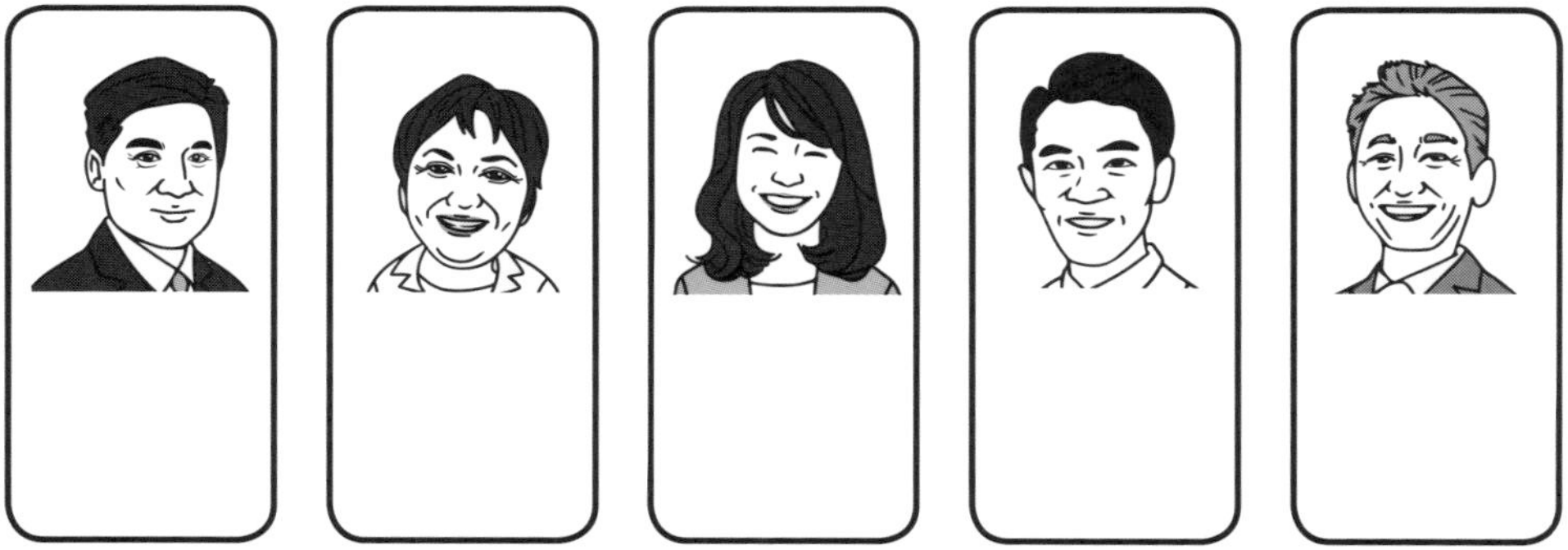

関連センサードリル❶

2

137ページの顔がバラバラに並んでいます。
特徴を思い出しながら、入る名前を考えてください。

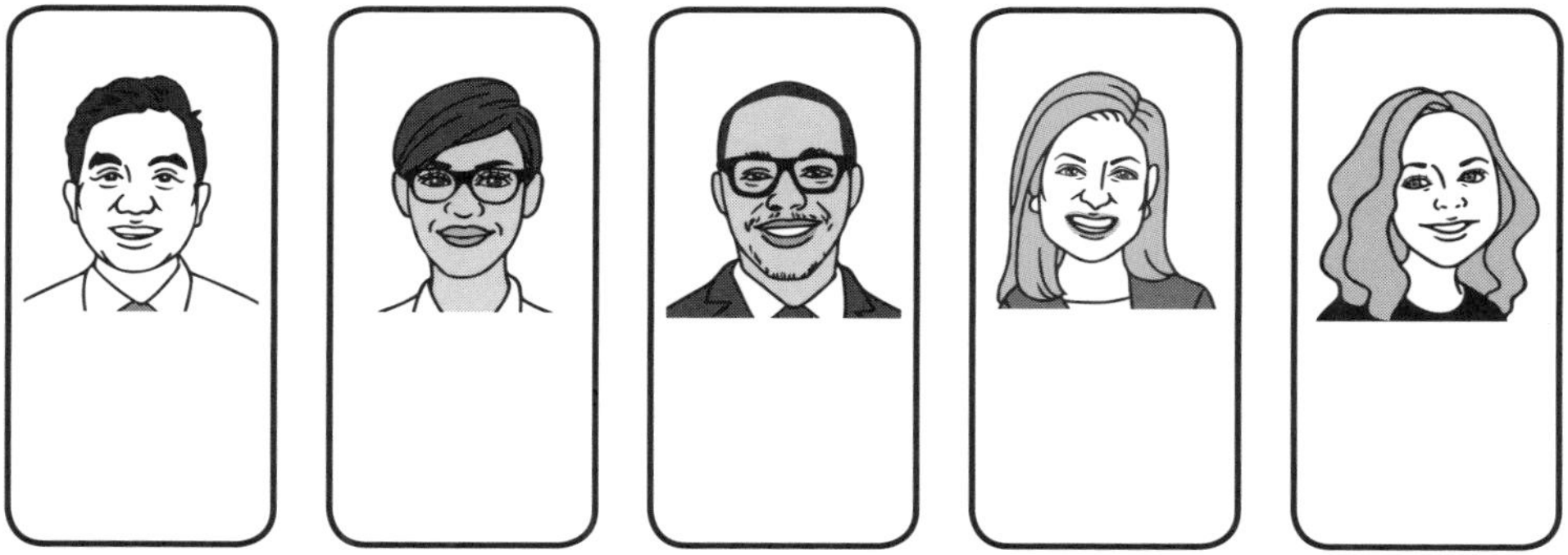

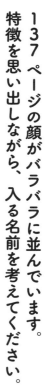

関連センサードリル❶

3

138ページのマークがバラバラに並んでいます。特徴を思い出しながら、入る言葉を考えてください。

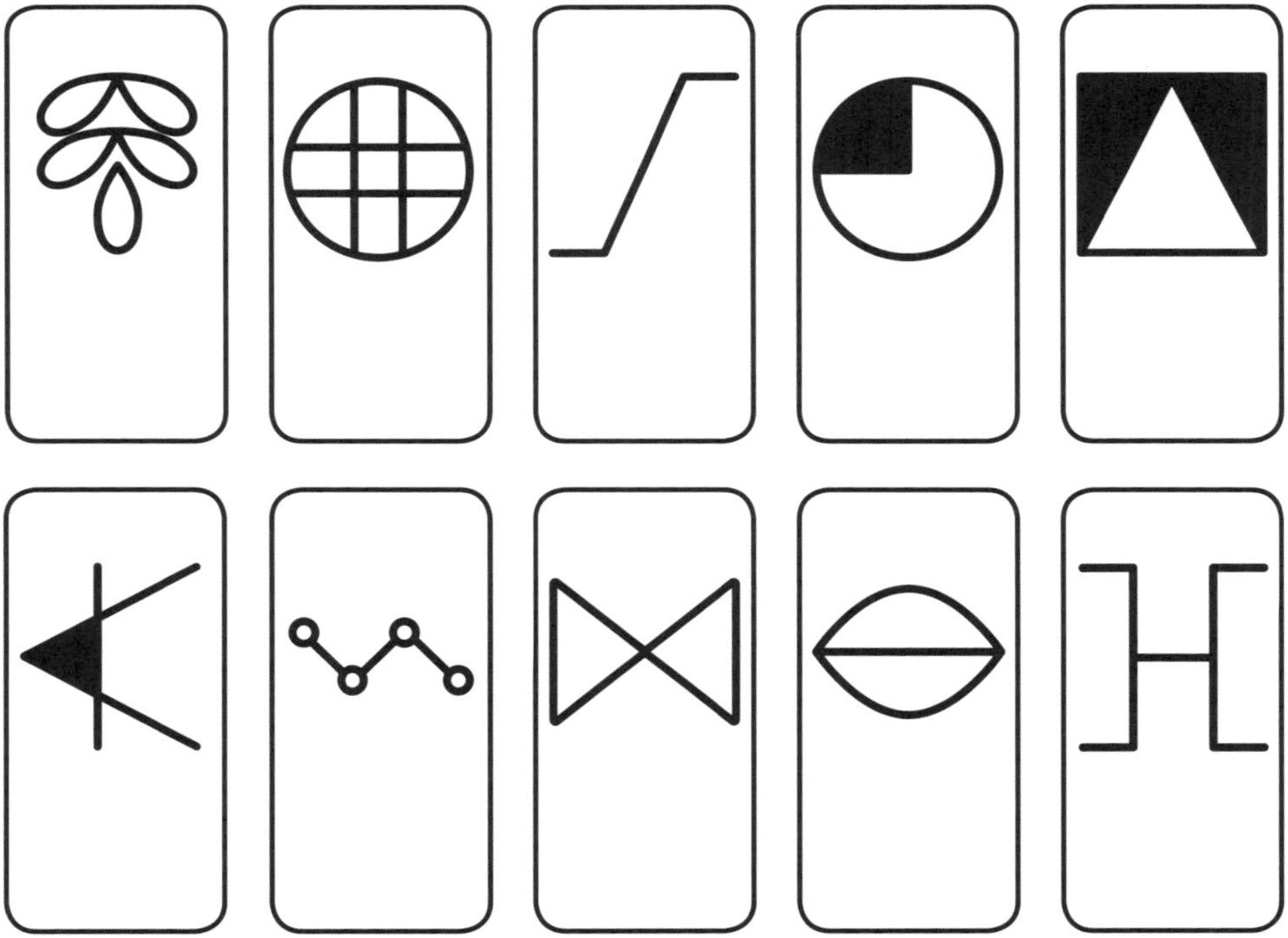

関連センサードリル❶

4

139ページのマークがバラバラに並んでいます。
特徴を思い出しながら、入る言葉を考えてください。

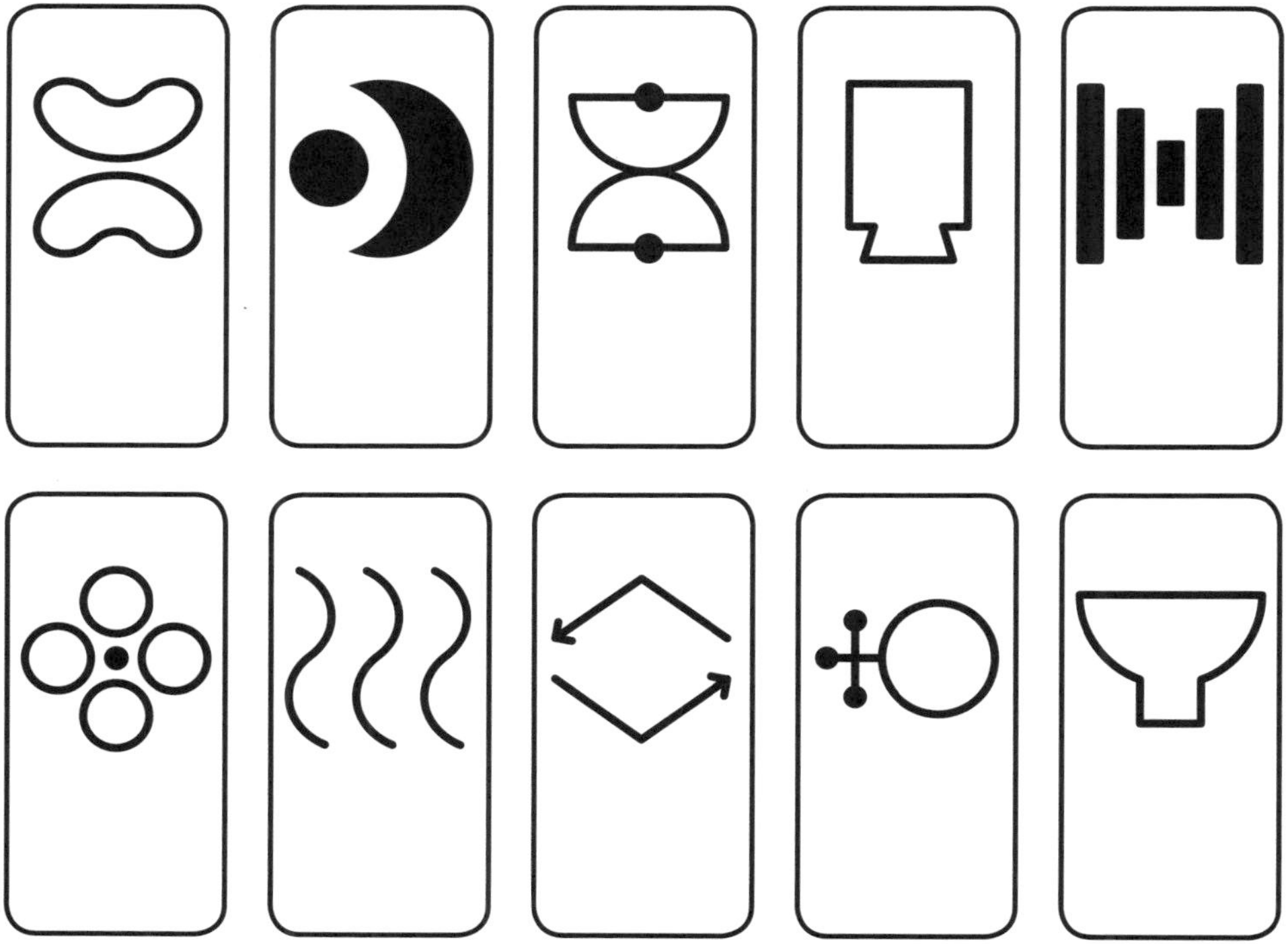

関連センサードリル❷

1

上段の言葉は、それぞれの数字に形が似ているものです。上段の言葉と下段の言葉を組み合わせて、面白いイメージをつくってください。イメージできたら148ページへ。

1：杖	2：アヒル	3：唇
ごみ箱	マンホール	ベビーカー
4：方位記号	5：カギ	6：さくらんぼ
カラス	ポスト	スニーカー
7：崖	8：だるま	9：オタマジャクシ
植木	工事	靴下

関連センサードリル❷

2

上段の数字を似た形のものに置き換え、下段の言葉と組み合わせて面白いイメージをつくりましょう。イメージできたら149ページへ。

1	2	3
鬼	警察署	ピエロ

4	5	6
消防士	着物	床屋

7	8	9
くす玉	宇宙飛行士	実験

関連センサードリル❷

3

上段の言葉と下段の数字を組み合わせてイメージをつくってください。イメージできたら150ページへ。

スーツ	歯	探偵
3着	7本	2人

ヒマワリ	ごぼう	クッキー
8本	1本	4枚

電卓	日傘	手帳
5個	9本	6冊

関連センサードリル❷

4

数字を似た形のものに置き換えてイメージ化し、並び通りにストーリーをつくりましょう。完成したら151ページへ。

9	1	7	3	2	4	5

関連センサードリル❷

1

144ページでつくったイメージを思い出しながら空欄の言葉を埋めてください。

1：杖	2：アヒル	3：唇
4：方位記号	5：カギ	6：さくらんぼ
7：崖	8：だるま	9：オタマジャクシ

関連センサードリル❷

2

145ページでつくったイメージを思い出しながら空欄に入る数字や言葉を埋めてください。

		5
ピエロ	宇宙飛行士	

7	1	
		消防士

2	9	
		床屋

関連センサードリル❷

3

146ページでつくったイメージを思い出しながら空欄を埋めてください。

スーツ	歯	探偵

ヒマワリ	ごぼう	クッキー

電卓	日傘	手帳

関連センサードリル❷

4

147ページでつくったストーリーを思い出しながら空欄の数字を埋めてください。

関連センサードリルの答え

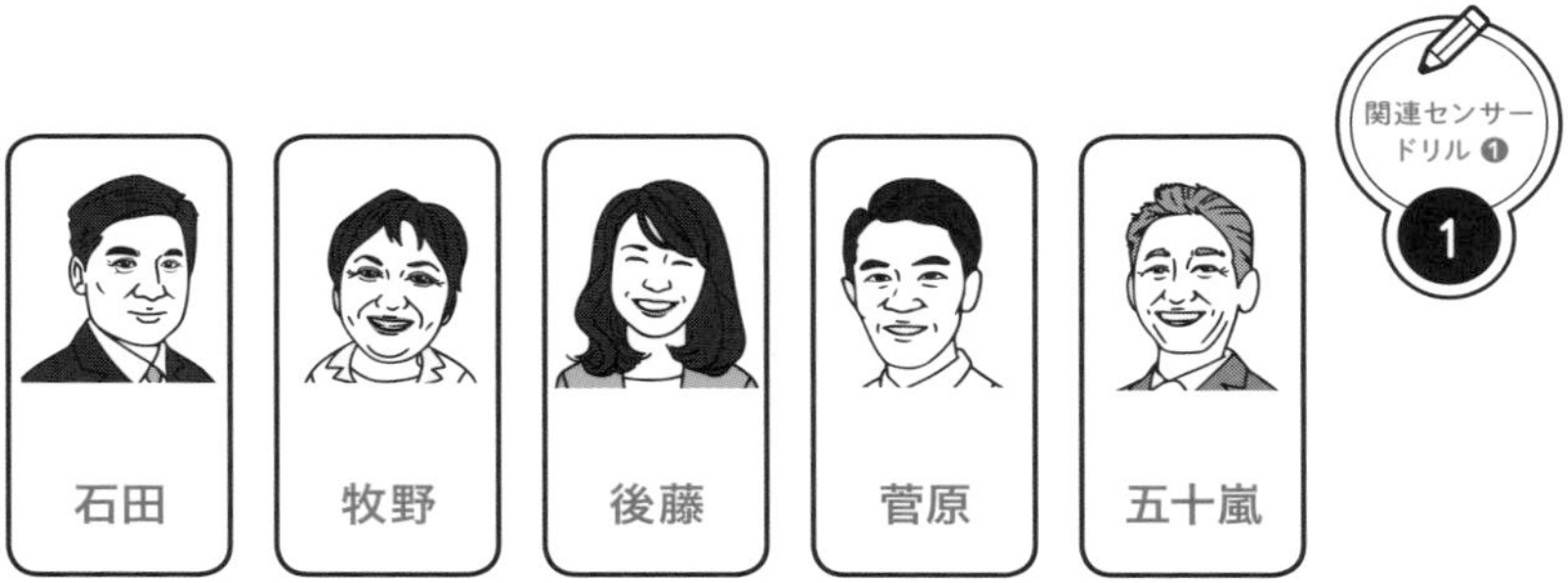

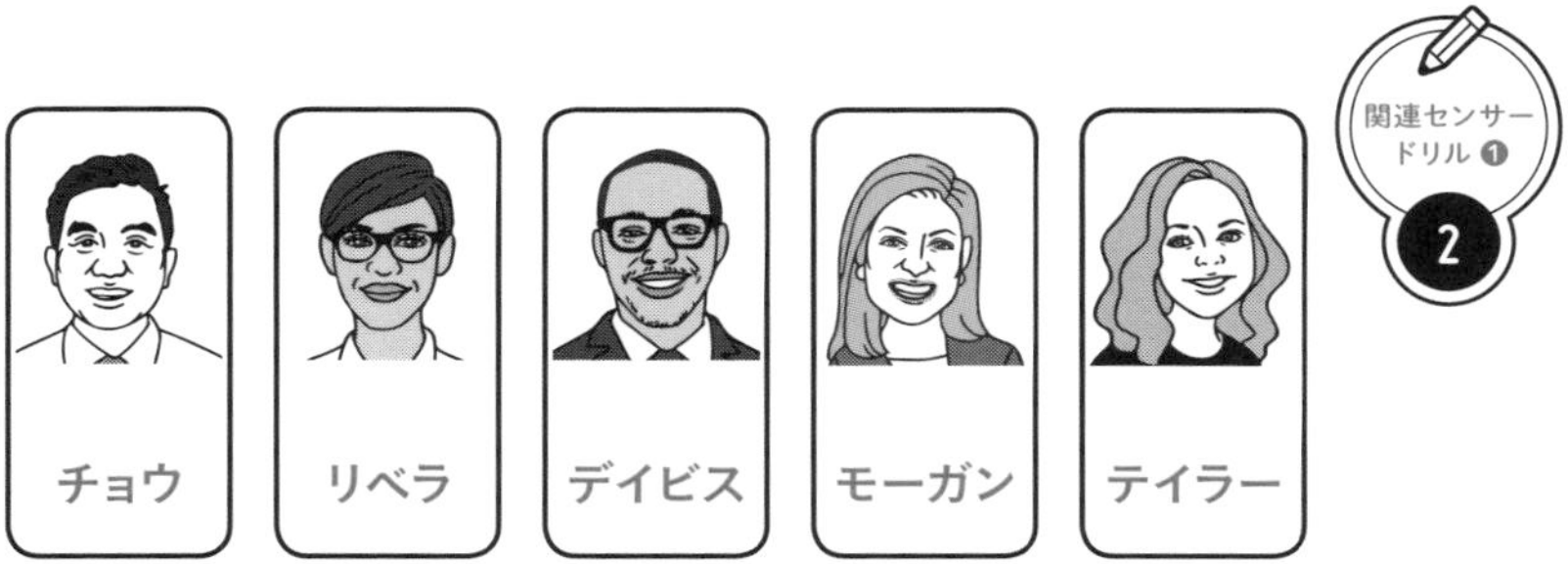

関連センサードリル❶ 3

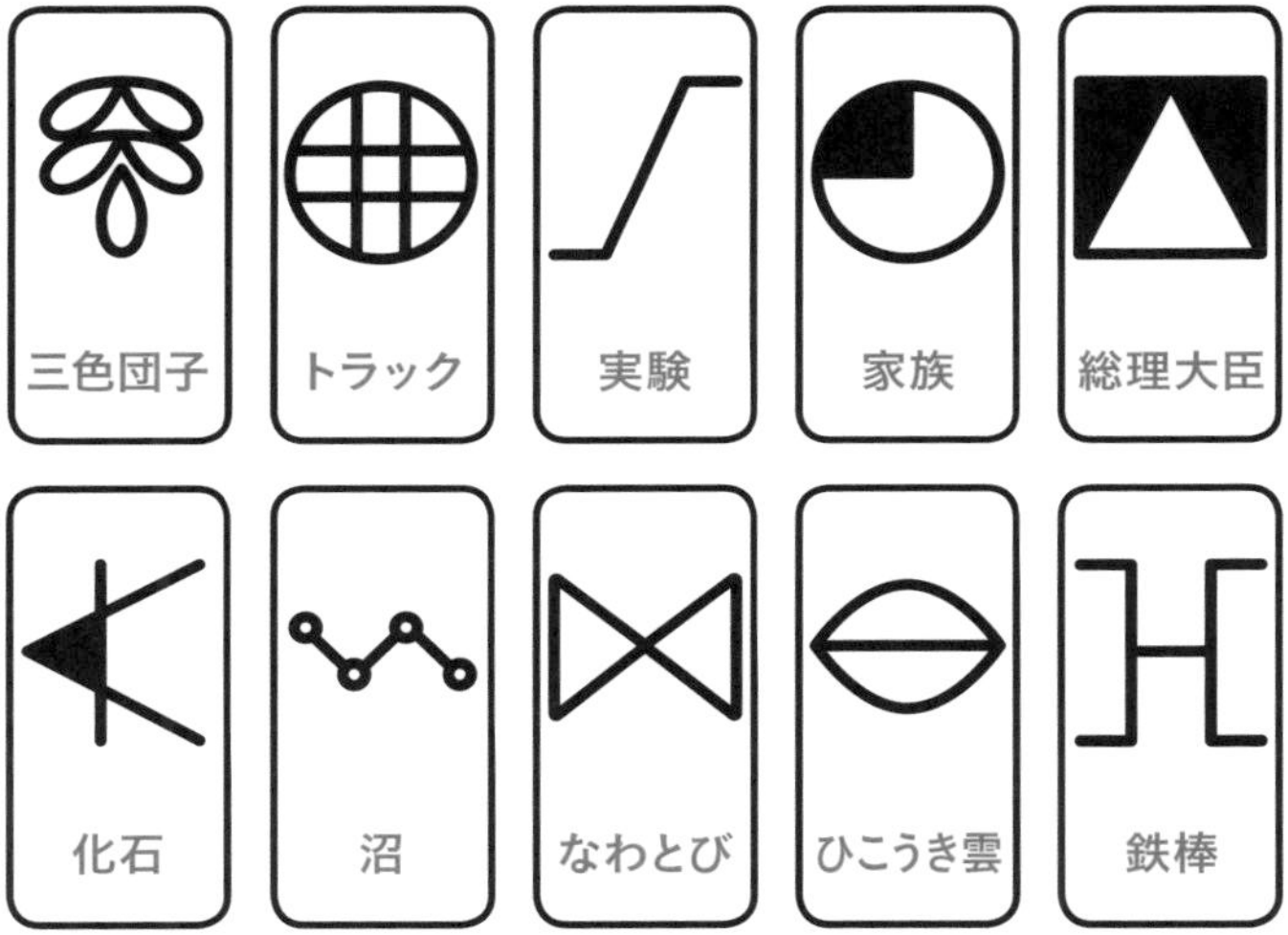

関連センサードリル❶ 4

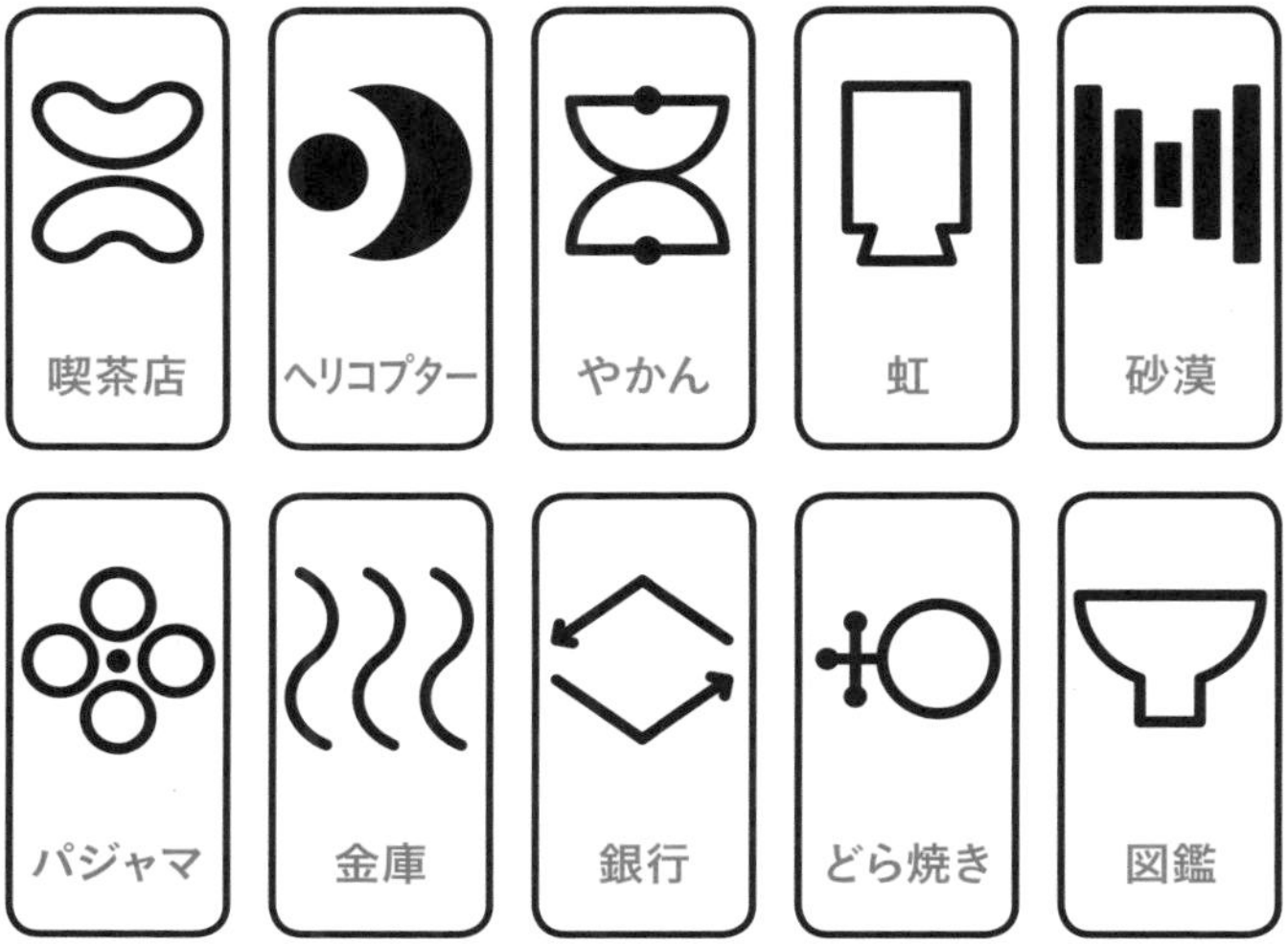

関連センサードリル❷ 1

1：杖	2：アヒル	3：唇
ごみ箱	マンホール	ベビーカー
4：方位記号	5：カギ	6：さくらんぼ
カラス	ポスト	スニーカー
7：崖	8：だるま	9：オタマジャクシ
植木	工事	靴下

関連センサードリル❷ 2

3	8	5
ピエロ	宇宙飛行士	着物
7	1	4
くす玉	鬼	消防士
2	9	6
警察署	実験	床屋

関連センサードリル❷ 3

スーツ	歯	探偵
3着	7本	2人

ヒマワリ	ごぼう	クッキー
8本	1本	4枚

電卓	日傘	手帳
5個	9本	6冊

関連センサードリル❷ 4

9	1	7	3	2	4	5

ストーリー例

オタマジャクシ(9)をさがそうと煙突(1)から崖(7)のあたりを眺めていたら、耳(3)にアヒル(2)の鳴き声が届いた。近くで見たくて急いでヨット(4)へ向かう途中、家のカギ(5)を紛失した。

コラム

記憶力なくして「考える力」は得られない

暗記中心だった日本の教育は、考える力を重視する方向に変わってきました。では、どうすれば考える力を伸ばすことができるのでしょうか。私は、記憶力こそが考える力を育ててくれると考えています。

いいアイデアは、何もないゼロの状態からは生まれません。考えることもそれと全く同じです。つまり頭のなかに使える知識や情報がない状態では、いくら考えてもアイデアは到底生まれません。「考えのもと」となる知識や情報が頭に入っていることが必要で、やみくもに考えるだけでは考える力は育たないのです。

もし記憶力をよくしても、インプットした情報をそのままの形でしか取り出せないのだとしたら、それは機械に任せるほうがいいでしょう。しかし私が記憶力に価値を感じているのは、単にそのまま記憶するだけの能力にとどまらないから。人間の脳は、別々のタイミングで記憶した情報に化学反応を起こさせて、新たなアイデアを生み出せるのです。これはむしろ人間だからこそできることだといえます。これからの未来、どんなにテクノロジーが発達していっても人間の記憶力、そして考える力が価値を失うことはないでしょう。

おわりに

おかげさまで、この『見るだけで勝手に記憶力がよくなるドリル』シリーズは大変ご好評をいただき、この度、第４弾を刊行することができました。本書を含め『見るだけで勝手に記憶力がよくなるドリル』シリーズをご購読いただいたみなさまには心より感謝申し上げます。

４冊目となる本書には、新たな「ひらめきセンサー」が仲間に加わりました。「ビジョンセンサードリル」と名づけたこのドリルは、読者のみなさまの「見る力」向上を目的としています。記憶力を高めるためには、視力以外にも欠かせない「見る力」が存在することは本書で解説した通りです。

見た光景を一瞬にして写真のように記憶できる特別な才能をもつ方もいますが、多くの方はこうした能力をもちあわせていないことでしょう。私も、見たものを一瞬ですべて記憶する能力はありません。そんな私たちが見たものを覚えるには、脳が記憶しやすいかたちで情報を取り込む必要があります。そのために必要な「見る力」とは、情報の取り入れ口である目と、情報を認識し処理する脳を、うまく連携させて働かせることでした。この連携がうまく働いていない状態だと脳は記憶する準備が整っていません。つまり本シリーズすべての柱となるひらめきセンサーもうまく機能しないというわけです。

インターネットの発達によって、以前よりもたくさんの情報が溢れる世の中となりました。今後もますます情報の量は増えていくことでしょう。膨大な情報のなかから、自分にとって本当に必要な情報を見極める能力がこれまで以上に求められる時代になっていくのだと思います。期せずして新型コロナウイルスの流行により、巷にたくさんの玉石混交な情報が溢れたのを見てもそれは明らかです。

必要な情報だけを吟味して自分の知識として取り込んでいく、そういった能力をみなさまが身につけるためのお役に立てれば、という思いでこのドリルをつくりました。

本書がみなさまの脳の健康を少しでもサポートできるのであれば脳力デザイナーを標榜する著者として、これ以上の喜びはありません。

2020年10月

池田義博

見るだけで
勝手に記憶力がよくなるドリル4

2020年11月30日 初版印刷
2020年12月10日 初版発行

著者　池田義博

発行人　植木宣隆

発行所　株式会社サンマーク出版
〒169-0075　東京都新宿区高田馬場2-16-11
03-5272-3166（代表）

印刷　共同印刷株式会社

製本　株式会社若林製本工場

ISBN978-4-7631-3869-9　C2036
ホームページ　https://www.sunmark.co.jp

池田義博（いけだ・よしひろ）

「2019年度 記憶力日本選手権大会」優勝者。日本人初「世界記憶力グランドマスター」獲得者。

記憶術と出合ったことがきっかけで記憶力に興味をもち、記憶力日本選手権大会に出場。40代なかばでの初出場にもかかわらず、10か月の練習で優勝を果たす。その後2019年まで、6度出場し、すべて優勝。また2013年にロンドンで開催された世界記憶力選手権において日本人初の「世界記憶力グランドマスター」の称号を獲得。

現在は記憶力も含め、世のなかの多くの人たちの「脳力」向上に貢献することを自身のミッションとして活動中。テレビ・ラジオの出演および著書多数。前著に『見るだけで勝手に記憶力がよくなるドリル』シリーズ（サンマーク出版）などがある。

ライフキネティックジャパン・アンバサダー。

池田義博オフィシャルサイト
https://ikedayoshihiro.com